L'ART DE FAIRE DES GARÇONS.

PAR M****

DOCTEUR en Médecine de l'Université de Montpellier.

I. PARTIE.

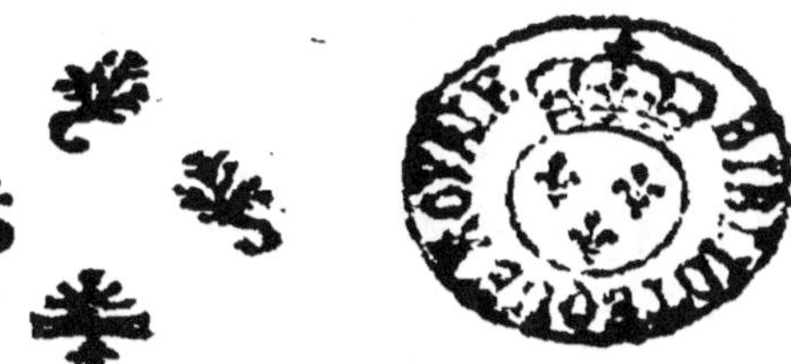

A MONTPELLIER.

TABLE

Des Matieres.

PREMIERE PARTIE

PREFACE

CHAPITRE PREMIER

Fin de la Table.

PREFACE.

L A lecture de *Vénus Physique* m'avoit fait naître fur la génération quelques idées nouvelles, aux quelles je ne m'étois pas beaucoup arrêté; l'*Anti-Venus Physique*, qui les a reveillées, m'y a fait penfer férieufement ; je les ai mifes fur le papier, & ce font elles que je donne au public, fous le titre de

I Partie.   a

l'Art de faire des garçons.

J'avoüe qu'il eût été plus naturel & plus juste d'intituler cette disserta-tion *l'Art de faire des en-fans* ;mais quoique ce titre eût été assez singulier , celui que j'ai choisi me le paroît encore d'avantage : & cet excès de singularité lui a valu la préférence:on sait combien les titres des ouvrages influent aujourd'hui sur leurs succè; quel-quefois ils en font seuls la

fortune ; je fuis perfuadé
que le mien trouvera des
lecteurs qui fans cette a-
morce n'auroient feule-
ment pas daigné jetter les
yeux deffus & j'efpere
qu'ils me pardonneront
aifément de débuter par
une faute de jufteffe ; de
toutes celles de mon livre
c'eft la feule volontaire ;
d'ailleurs je ne l'ai faite que
pour leur plaire , pour pi-
quer leur curiofité raffafiée
Le public veut abfolument

du nouveau ,du singulier;
il faut bien lui en donner ,
ou ne point écrire. Mon titre lui en promet : & il
peut compter que l'ouvra-
ge tiendra parole. Il est
moins mal-aisé de donner
du neuf que du bon. Heu-
reux celui qui donne l'un
& l'autre ensemble ! J'ai
fait ce que j'ai pu pour les
reunir dans l'Art de faire
des enfans. Plaisant Art,
diront d'abord nos agréa-
bles , pour l'apprende ne

faut il point envoyer les jeunes gens à l'Ecole ? quelle eſt dans Paris la fille de quinze ans qui ne ſoit pas capable de ler profeſſer ? ne fraudra-t-il point fonder de nouveaux colléges, des couvens nouveaux pour expliquer cette ſçience à la jeuneſſe ? Ah morbleu ! les anciens ſont bien ſuffiſans, & ne ſont pas néceſſaires pour cela.

J'en conviens : chacun ſe croit maître en cet Art,

il n'eſt point de jeune
homme en âge de l'exer-
cer, qui ne s'imagine être
auſſi en état d'en donner
des leçons, & les diſciples
mêmes qui ſont aſſez mo-
deſtes pour en reçevoir,
ſouvent n'en ont pas de
beſoin ; mais tous ces habiles ouvriers ne ſavent tous
tout au plus que faire des
enfans en général : ils n'ont
point le ſecret de faire à
leur déſir, ou une fille,
ou un garçon ; & c'eſt ce

que je prétends enseigner aujourd'hui.

Depuis le commencement du monde tous les êtres animés travaillent à la génération. Il est peu de gens, s'il en est, qui ne s'en mêlent: c'est sans contredit de toutes les occupations, non seulement la plus ancienne & la plus universelle, mais encore la plus importante & la plus agréable. Cependant quels progrès, quelles décou-

vertes avons nous faites fur
cette matiere ? Après fix
ou fept mille ans d'exer-
cice nous n'y fommes pas
plus favans qu'on ne l'e-
toit dans l'enfance du
monde ; & à la honte de la
raifon les Brutes les plus
ftupides en favent fur cet
article autant que nous.
Les Philofophes, nos plus
beaux génies s'amufent
après de vaines curiofités,
ils confument leurs vies &
leurs biens, à chercher la

cauſe du flux & reflux de la mer, pourquoi le fer eſt attiré par l'aiman, d'où vient la diverſité des couleurs ; toutes connoiſſances parfaitement inutiles au bien de la ſocieté : ils ne ſe laſſent même point de courir depuis ſi long-temps ſans aucun fruit après la pierre philoſopha-le ; & nul d'entre ces grands hommes ne ſonge ſeulement à découvrir le ſecret de faire des garçons, secret dont la recherche, au lieu de couter des peines, ne causeroit que les plaisirs les plus doux, dont la découverte combleroit à jamais son heureux auteur de gloire, de trésors, & feroit la consolation des familles, le soutien des grands noms, la satisfaction des Rois, l'appui de leurs trônes, & la tranquilité des peuples. Combien de fois la naissance dun prince à la place d'une

princesse , auroit elle épargné la mort à des millions
d'hommes , la désolation
aux maisons les plus illus-
tres , & la ruine des Etats ?
Nous en faisons encore ac-
tuellement la triste expérience. Ainsi sans m'arrêter
à rapporter d'autres preuves de l'utilité de l'Art
de faire des garçons , je
vais incessamment passer à
l'enseigner.

Modérez pourtant un
peu, curieux Lecteurs , et,

déja mes diſciples de cœur, modérez, dis-je, votre loüable impatience à prendre mes leçons, & vôtre zêle ardent à les mettre en pratique, afin d'en faire un uſage ſurement heureux, il faut auparavant démêler les voyes ſecrettes que ſuit la nature pour arriver à la production d'un mâle, ou d'une fémelle. Siéroit-il de vous conduire en aveugle dans cette opération importante ? Je ne veux point vous y faire travailler en manœuvres , ni vous prefcrire aucune loix dont vous ne conçeviez laraifon.

Que les oreilles des Anatomiftes, fi quelques-uns me font l'honneur de me lire, ne foient point fcandalifées par la nouveauté des termes dont j'ai la hardieffe de me fervir , pour exprimer les différentes opinions des Phi-

xjv

loſophes ſur la génération.
Ennuyé de la longueur
des périphraſes qu'elles
occaſionnent, & de les
voir ſi long-temps ſans
noms, j'ai pris la liberté
de leur en donner. S'ils ne
me trouvent pas bon no-
menclateur , judicieux
parrain, ils n'ont qu'à leur
en donner de plus conve-
nables , de plus propres, je
ſuis prêt de les adopter. En
tout cas avant que de me
taxer de témérité , qu'ils

se souviennent, que les mots sont des signes arbi- traires, & que le moindre Ecrivain a le droits, en fait d'Art, d'en créer à sa fan- taisie. Il est, je pense, aussi permis de dire *Séministes*, *Animalistes*, que *Cartésiens*, *Neutoniens* , *Jansenistes*, *Molinistes*, &c.

Et vous, aux dépens de qui j'ai à regret commencé ma Dissertation par une fau- te d'exatitude, Digne moi- tié du Roi de tous les anjmaux , Sexe charmant , ne vous offensez point de ce que je ne vous ai pas donné dans mon titre la part qui vous y étoit due , je vous promets de vous en dédommager amplement dans le cours de l'ouvrage. Ne croyez pas que je dise qu'on n'a pas besoin d'apprendre à faire des filles, qu'on en fait toujours assez : je pense au contraire qu'il ne peut trop y en avoir. Les jolies font si rares!

il s'en faut bien que je n'a-
dopte l'injurieux préjugé
de ces orgueilleux Anato-
miſtes , auxquels une
aveugle partialité a fait
penſer , on du moins écrire
que votre ſexe étoit moins
accompli que le notre. Si
j'admettois entre eux de
l'inégalité, ce ne ſeroit pas
à l'avantage du mien ; mais
je vous avoue franche-
ment que je ne les crois
pas plus parfaits l'un que
l'autre.

I Partie.   b

xviij

Cependant quoique l’homme ne vaille pas mieux que vous, ſa naiſ-ſance ordinairement flatte, plus que celle d’une fille, ceux qui en ſont les auteurs : & vous mêmes, lorſque vous travaillez à devenir meres, vous êtes, ſoit pour les raiſons que j’ai rapportées ci-deſſus, ſoit par goût, ou enfin par complaiſance pour vos maris, vous êtes, dis-je, les premieres a deſirer de

recueillir un fils pour premier fruit de vos chaſtes
embraſſemens. Ainſi vous
ne devez pas me ſavoir
mauvais gré d'avoir inti-
tulé mon Livre *l'Art de
faire des garçons*, plutôt
que *l'Art de faire des filles,
ou des enfans :* d'ailleurs
l'un eſt inſéparable de
l'autre. Venez donc ap-
prendre a contenter vos
goûts, à remplir vos in-
nocens deſirs. Vous verrez
ci - après que c'eſt princi-

palement de votre adref-
fe que dépend leur accom-
pliſſement..

Si en vous traçant les
moyens de ſatisfaire vos
différentes fantaiſies , il
échape à ma plume quel-
que penſée qui ait le malheur de vous déplaire , je
vous protefte que ce ſera
bien contre mon inten-
tion : daignez me la par-
donner en faveur de la matiere que je traite. Je vous
réponds de la pureté de

mes expreſſions ; mais puis-
je repondre de la ſageſſe
conſtante d'une imagina-
tion vive échauffée par la
vüe continuelle des objets
ſur leſquels vont ſe fixer
mes regards ? C'eſt à vous
ſeules que j'en fait d'avance mes excuſes , reſpecta-
bles & pudiques meres ,
préſentes , on futures , parce que c'eſt pour vous ſeules , pour vos maris que
j'écris , & non pas pour
des veſtales. Je ne doit être

lû que par des perſonnes
mariées , ou qui ſe deſti-
nent à l'être bientôt : cet
ouvrage peut être regardé
comme une eſpéce d'in-
troduction à l'exercice des
principales fonctions du
mariage.

Sérieuſement cette pen-
ſée m'en fait venir une
fort ſinguliere. On s'imagine que les plus innocens
qui s'engagent dans ce pas,
ſont toujours aſſez ſavans
pour s'en tirer ; & l'on a

grand tort. Les jeunes gens bien élevés, font toujours fuppofés, & font réelle- ment quelquefois très no- vices fur l'effence des de- voirs conjugaux quand ils viennent à fe marier ; il faut les inftruire de ces devoirs, dont ils s'acquit- tent fouvent en véritables écoliers, pour n'avoir reçu que des leçons obfcures, & mal digérées. Il peut même arriver qu'ils fe blef- fent. On a vû plus d'une fois

une jeune femme timide,
étonnée, ne comprenant
point ce que lui demande
un mari maladroit, le
foupçonner de vouloir lui
faire du mal, ou quelque
outrage ; irritée de fes ten-
tatives, s'y oppofer de
toute fa force ; loin d'aider
à l'éxecution de fon entre-
prife, avoir la fimplicité
de la croire, de la rendre
impoffible. D'autrefois on
voit le poffeffeur où l'hé-
ritier d'un Empire laiffer

pendant

pendant un temps confidérable fes fujets inquiets dans l'attente d'un fils, uniquement faute de bien favoir la maniere de travailler à mériter le précieux titre de pere.

Pour obvier à ces inconvéniens je ferois d'avis qu'on fit imprimer un formulaire à la tête du quel fût une eftampe repréfentant au naturel un jeune homme & une jeune beauté prêts a travailler à la mul.

I Partie.

tiplication de leur éxpéce;
avec la defcription des
organes de la génération
& l'explication des céré-
monies qu'on doit obfer-
ver pour laccomplifement
de ce joyeux miftere quelques jours avant celui des
nôces la veille des fiançail-
les, on en donneroit deux
exemplaires à l'amant le
lendemain il en remettroit
un autre dans les mains de
fa fiancée, qui dans l'oca-
fion ne pourroit plus pré-

texter son ignorance, à laquelle son mari ne pour-
roit plus que sçavoir bon
gré de ses lumieres & de
son adresse ; puis-qu'elle
ne les auroit acquifes que
pour lui complaire & lui
donner plus de satisfaction.

Ce moyen épargneroit
aux beautés raisonnables,
intelligentes, le rédiculé
pénible d'affecter, aux
yeux d'un benêt de mari,
une vaine surprise une ma-
ladresse étudié, dont il se

xxviij

fait bonnement une fête
c'eſt par cette peine qu'il
les oblige la plûpart du
temps de débuter avec lui
elles ont peur qu'il ne
vienne à concevoir une
opinion peu avantageuſe
de la ſageſſe de ſa nouvelle moitié ; elles craignent
de lui donner lieu de les
ſoupçonner d'avoir , avant
la nuit de leur nôces , eû
la moindre idée diſtincte
des merveilleux ſecrets
qu'ils prétend leur révéler.

D'un autre côtés l'A-
gnès la plus timide , fami-
liarisée avec l'idée des af-
fauts qu'elle auroit a fou-
tenir ;accoutumée à la vüe
de l'adverfaire qu'elle auroit à combattre , ne le
craindroit plus quand il
viendroit à paroître au
lieu de fe faire ridicule-
ment traîner fur le champ
de bataille , comme une
victime tremblante qu'on
mene à l'autel , elle fe pré-
fententeroit de bonne gra-

ce au combat, & atten-
droit de pied ferme son
vainqueur, sûre d'en
triompher bientôt à son
tour. C'est ainsi que de jeunes & docile dogues ins-
truits par un Chevalier de
Malthe, digne de vivre
à jamais dans l'Histoire,
oserent attaquer, combat-
tre avec intrepidité un
énorme dragon qui avoit
jetté l'épouvante & la
terreur dans le cœur de
tous les habitans de l'Isle

de Rhodes , ils vinrent à
bout de l'étendre fur le
theâtre de fes ravages,& de
teindre enfin de fon pro-
pre fang la terre qu'il avoit
tant de fois abreuvée du
fang humain , le préjugé
que j'ofe attaquer eft un
monftre peut-être auffi
dangereux , & fûrement
plus dificile à vaincre ,que
celui que terraffa le brave
& généreux Chevalier *de
Gozon* le même motif qui
lanimoit ,l'amour du bien

public m'infpire fon auda-
ce puiffe-t-il m'obtenir fon
fuccès ! cependant avant
que de tenter l'exécution
de mon projet, je ferai bien
aife de fçavoir ce qu'en
penferont mes lecteurs.

L'ART
DE FAIRE
DES GARÇONS.

CHAPITRE I.

Opinions diverses sur la génération.

TOUT le monde sçait, au moins par Theorie, la façon dont les annimaux travaillent à la multiplication de leur espece. Le mâle & la femelle ne peuvent produire leur semblable, que par une union intime de leurs *differences specifiques.* C'est pour cette raifon que la nature a fait l'une en relief, & l'autre d'une forme propre à recevoir la premiere ; afin qu'elles puffent s'unir étroitement & s'enchaffer exactement l'une dans l'autre.

On fçait encore ce que le mâle fournit fenfiblement à la génération : il n'y a point la moindre difficulté la-deffus ; mais il n'en eft pas de même, à beaucoup près, de la maniere dont la fémelle y contribue. C'eft un point fur lequel les philofophes font très-partagés. On peut les divifer en trois principales fectes , que je nommerai avec leur permiſſion , en attendant qu'il leur plaiſe de ſe nommer autrement *ſeminiſtes, animaliſtes & oviſtes,* (*a*)

Les ſeminiſtes prétendent que le fétus eſt formé dans la matrice par le mélange des ſemences de la fémelle & du mâle.

C'eſt le ſentiment d'Ariſtote , de tous les Anciens , & celui de leur ennemi juré , le plus célébre des Modernes, Deſcarte. Je m'étonne qu'il ait épargné cette opinion des

(*a*) Cette derniere dénomination n'eſt pas nouvelle.

Péripatéticiens, lui qui sembloit avoir renouvellé contre eux le ferment d'Annibal à l'égard des Romains.

Les Animaliftes enfeignent que l'embrion eft non feulement tout formé , mais déja très-vivant dans la femence du pere , qui la lance à millions dans la matrice , où la mere ne fait que donner le logement & la nourriture à celui , à ceux qui font prédeftinés . ou condamnés à la vie.

Cette opinion doit fa naiffance à Hartfoëker Hollandois , dont les yeux jeunes encore , apperçurent à l'aide du microſcope cette prétendue graine d'animaux dans la ſemence des mâles ſeulement de toutes les eſpeces.

Les Oviſtes ſoutiennent que les fémelles de tous les animaux contiennent des ovaires , qui ſont comme autant de pépinieres de leurs divers eſpéces , & dont chaque œuf fertiliſé par le mâle rend un petit animal.

Je diſtinguerai pluſieurs ſectes d'Oviſtes. Si j'ai rapporté leur ſyſtême le dernier, ce n'a été que pour ma com-

modité: dans l'ordre des tems,
il doit être entre les deux autres. Malgré l'impofante anti-
quité du premier & la nouveauté féduifante du fecond ,
il a pour lui la foule des Anatomiftes, entre lefquels fe font
diftingués , Malbranche |&
Verrhéyen ; mais ce n'eft ni
le nombre , ni l'autorité , fe
font les raifons feules qui doivent déterminer fur le choix
d'un parti.

Les Ovifles paroiffoient les
plus favorables aux femelles.
Les animaliftes femblent faire
plus d'honneur aux mâles : &
les féminiftes les plus raifon-

nables ne font pas plus avan-
tageux à l'un des fexes, qu'à
l'autre.

Je dis les féminiftes les plus
raifonnables ; car il s'en eft
trouvé beaucoup qui n'ont
guere mis moins de differen-
ce que les animaliftes, entre
les manieres dont le mâle &
la fémelle concourt à la production de leurs femblables;
entraînés apparemment par
lepréjugé qui donne à l'hom-
une fuperiorité naturelle fur
la femme: tant il eft difficile
aux efprits les plus fages, aux
Philofophes mêmes, d'être
tout à la fois juges intégres &

parties dans une affaire. J'en suis bien fâché ; on ne peut laver de cette tache Arif-tote lui-même. Cé sublime génie, tout partifant qu'il étoit du beau féxe, a trahi fa caufe à cette occafion, & n'a pu fe préferver de la partia-lité contagieufe qui nous fait toujours pencher en faveur de ce qui nous reffemble le plus. Il a prétendu que la fe-mence du mâle eft la feule qui fert à former l'animal & que la femelle ne lui fournit que la vie & le couvert.

Au refte les erreures dans lefquelles eft tombé ce grand

homme , lui font perfonnel-
lement moins de tort qu'à
l'humanité , dont elles démontrent la foibleffe , ainfi
apprenons à le réfuter , fans
prétendre le badiner: ce n'eft
point avec des plaifanteries
qu'on doit combatre un Auteur grave: c'eft avec des raifon & avec des expériences.

Je n'en vois aucune , ni des
unes , ni des autres pour les
féminiftes, & j'en vais rapporter plufieurs qui leur font
contraire. Tout ce qu'ils ont
en leur faveur , c'eft l'efpéce
de néceffité dans laquelle on
eft d'admettre, de la part du

mâle & de la fémelle , une
égale participation à la production du fétus : prérogati-
ve dont ils jouiffent & qui
manque tant aux animaliftes ,
qu'aux oviftes ordinaires ;
mais fi je leur trouve un fyf-
tême doüé de cet avantage ,
qu'auront-ils à dire ? Que leur
reftera-t-il ? rien. Or je leur
en promet un. En attendant
je nie tout net l'exiftence de
la liqueur prétendue féminale qu'ils font feuls fi libérale-
ment répandre aux fémelles ;
& je les défie tous de me la
prouver.

CHAPITRE II.

Contre les Séminiſtes.

UNe des principales rai-
ſons qui font croire
que les femelles répandent
de la ſemence auſſi bien que
les mâles, c'eſt qu'on regarde communément l'effuſion
de cette liqueur comme la
cauſe du plaiſir qui l'accompagne chez les hommes ; &
ſuppoſant que dans les deux
ſexes les effets ſemblables
viennent de cauſes pareilles,

les Séminiftes ne croient pas
pouvoir donner au plaifir
des femmes d'autre origine
que l'épanchement de leur
femence : mais cette idée po-
pulaire eft une erreur , dont
plufieurs Anatomiftes ont déja fecoué le joug , fans le détruire à la vérité. Contens de
donner chez les femmes une
autre fource au plaifir , ils
n'ont point cherché à tarir
l'ancienne. Pour moi , peu
embarraffé de lui en indiquer
une nouvelle , je vais chercher à diffiper la premiere.
Il importe peu de découvrir
fa véritable origine , pourvû

qu'on faſſe voir que ce n'eſt pas la ſemence : & c'eſt ce qu'il ne m'eſt pas fort diffici-le de prouver.

Suivant les Séminiſtes, les fémelles ne peuvent conce-voir ſans répandre de ſémen-ce : d'ailleurs cette liqueur ne peut, ainſi que dans le mâ-le, couler ſans produire le plaiſir ; d'où il ſuivroit que le plaiſir ſeroit inſéparable de la conception. Cependant combien de meres ſe plai-gnent du contraire ? la plû-part, ſi on les en croit, ne trouvent dans les embraſſe-mens de leurs époux, que la

ſatisfaction , ſi douce à la vérité pour les cœurs bienfaits ,
de remplir exactement les devoirs de leur état. On voit
même juſqu'à des amantes aſſûrer qu'elles ne reçoivent des
careſſes de leurs amans,(malheureux au centre du bon-
heur) que le plaiſir généreux , ou délicat d'en procurer à ce qui les aime , & qui
leur eſt cher.

Celles qui ſont dans l'heureuſe impoſſibilité de donner
ſincérement des marques d'u-
ne délicateſſe ou d'une géné-
roſité pareille , n'en ont cer-
tainement pas l'obligation à

la liqueur qu'elles répandent. Comment un Phyſicien peut-il ſe perſuader que quelques gouttes d'une liqueur inſipi-de ſoient capables de cauſer une ſenſation ſi agréable , de faire une impreſſion ſi vive ſur les parois d'un conduit , dont elles ne doivent arro-ſer qu'une très-petite portion? Encore ſi c'étoit comme chez les hommes , dont la ſemen-ce plus abondante remplit la capacité du canal étroit d'où elle jaillit, l'erreur ſeroit plus excuſable,

Mais ce qui rend la choſe plus difficile à comprendre ,

c'eſt que cet organe n'eſt pas,
à beaucoup près, d'une ſen‐
ſibilité auſſi grande, qu'on ſe
plaît à l'imaginer : pour qu'il
fût celui du plaiſir, il devroit
avoir un ſentiment auſſi dé‐
licat au moins que la lan‐
gue : & eſt-il comme elle
fourré, garni de houpes ner‐
veuſes ? Sa ſurface interne eſt
ſpongieuſe, ſans ceſſe humi‐
de, & n'eſt pas plus parſe‐
mée de rameaux de nerfs que
beaucoup d'autres parties.

La nature avoit de bon‐
nes raiſons pour n'y en pas
mettre davantage. Ceux qui
la ſuppoſent ſi ſenſible, ne ſe

ſouviennent

fouviennent apparemment pas qu'elle eft deftinée à plus d'un ufage ; & qu'après avoir fervi d'entrée à la femence, elle doit auffi fervir de fortie à l'enfant qui s'en eft formé. Songent-ils bien à la dilatation prodigieufe, énorme qui pour cette opération eft né-ceffaire à ce conduit & à la matrice ? Se repréfentent-ils, comme la premiere porte par où nous devons arriver au jour, l'orifice interne de la matrice, admettant à peine hors le temps de la groffeffe le ftilet le plus fin ? Affûré-ment les douleurs de l'enfan-

I. Part.　　　　　　B

tement feroient encore bien autres qu'elles ne font, fi ces parties étoient aufli fenfibles qu'on le veut. Si elles l'étoient affez pour caufer à l'occafion de quelques gouttes d'une liqueur fade, un plaifir capable, malgré fa trop courte durée, de ravir la connoif-fance, il n'y a point de femme qui pût donner la vie, fans la perdre de douleur.

Le fiége du plaifir doit être fans contredit la partie la plus fenfible : & où eft l'homme qui ne fache pas que le conduit dont il eft queftion, n'eft pas précifé-

ment l'organe doué du fentiment le plus fin. S'il en eft
quelqu'un qui l'ignore, qu'il
le demande à fa femme.

Ce canal eft fi peu doué
de cette qualité, que le plus
fouvent il ne fent feulement
pas tomber la femence de
l'homme: quelquefois les femmes les plus neuves ne devi-
nent l'inftant de fa chûte,
que par l'accélération fubite
des mouvemens précipités
qui annoncent cette rofée féconde.

De-là les proueffes chimériques de ces galans qui ne
font que de faux braves. De-

là ces exploits nombreux & fabuleux dont fe vantent fi fouvent les nouveaux mariés, & que leurs moitiés, quelquefois novices, ont la fimplicité de croire, ou la complaifance d'attefter, moins à la vérité pour la gloire de leurs maris, que pour celle de leurs propres attraits.

Ainfi donc tout confpire à ravir aux fluides que répandent les femelles, l'honneur d'être la fource de leur volupté. La qualité de la liqueur, fa quantité, la ftructure des organes, leurs différens ufages, des expériences de plus

d'une efpéce, & les induc-
tions qu'on en tire, concou-
rent également en faveur de
mon opinion. Cependant fi
les Séminiftes étoient d'affez
mauvaife humeur, pour ne
pas fe contenter de ces raifons, je fuis en état de leur
en donner encore d'autres,
tant cette vérité abonde en
preuves.

Je fuis perfuadé que ce qui
les entraîne dans l'erreur fur
le compte des femelles, c'eft
le préjugé dans lequel ils
font à l'égard des mâles. Ils
penfent que chez ces der-
niers la femence eft incon-

teſtablement !a cauſe du plaiſir qu'ils trouvent à la répandre , & rîen n'eſt plus évi-
demment faux. Je ne m'arrê-
terai point à en tirer les preuves ni de la nature de l'uréthre , ni de la qualité de la
femence , bien moins propre
que l'urine à agir ſur les parois de l'uréthre , ni de l'obſtacle que l'huile qui ſort des
proſtates & précéde la ſemence apporteroit à ſon action , ni quantité d'autres raiſons ; je viens tout de ſuite au
fait. Il y a un vieil axiome qui
dit que *l'effet ne peut exiſter
avant la cauſe* : or le plaiſir

exifte très-certainement avant
la femence ; que les Séminftes
concluent.

Il n'y a point à nier le fait.
Si quelqu'un en doute , il faut,
comme dit la chanfon l'envoyer à l'Ecole , où il n'eft
apparemment jamais allé ;
Car il y a peu d'Ecoliers de
Cinquiéme qui ne foient en
état de lui artefter , de lui
prouver même ce que j'avance
Dans les Colléges on apprend
malheureufement à goûter le
plaifir , on s'en rend capable
long-tems avant que d'être en
état de répandre de la femence : & je crains fort que les
jeunes filles , élevées dans les

Couvens, n'ayent auſſi le malheur d'y trouver des inſtruc-
tions à peu près ſemblables.

Qu'on ne diſe pas que ces
joies anticipées ne ſont qu'un
eſſai, un prélude des délices
réſervées pour un âge plus
mûr. Ceux qui ont goûté des
unes & des autres, aſſûrent
qu'ils ne trouvent point de
différence entre elles : & qu'il
n'y en ait effectivement aucune, ou que du moins la ſemence ne ſoit pas préciſement la
cauſe des dernieres, rien
n'eſt plus aiſé que de s'en
convaincre par ſa propre expérience. On n'a qu'à faire
attention

attention, quand on le peut,
au progrès & à la décadence
de la volupté. On trouvera
que son plus haut point est
fixé à l'instant qui précéde
immédiatement le départ de
la semence. Jusqu'à ce moment unique le plaisir monte
& va toujours en augmen-
tant ; mais après le jet de la
premiere goutte, il retombe
aussi-tôt & va sans cesse en
diminuant ; de sorte qu'à pro-
prement parler, la sortie de
la liqueur le détruit, plutôt
qu'elle ne le produit. Son effusion est la fin que la nature
se propose en cette occasion,

Le plaifir eft le moyen dont
elle fe fert pour y arriver. Si-
tôt qu'elle a attrapé fon but,
le moyen ceffe. Elle nous
traite comme des enfans, auxquels on donne des confitures pour les engager à manger du pain. Leurs lévres
friandes ont fouvent l'adreffe
d'efcamoter les confitures fans
que leur dent faffe au pain la
moindre bréche : que d'enfans parmi les peres & meres, ou ceux qui craignent
de le devenir. Je dirai peut-
tre ci-deffous quel eft chez
les hommes l'organe immé-
diat de la volupté. On fait

que fon fiége chez les femmes eft cette partie qui a un
faux air de reffemblance a-
vec la différence fpécifique
de l'homme. Ainfi que les
Séminiftes n'abufent plus de
ce prétexte pour faire répandre de la femence aux fe-
melles.

Un autre fondement de
leur préjugé , peut-être plus
difficile à détruire que le pré-
cédent , quoiqu'il ne foit pas
plus folide que le premier ,
c'eft la conféquence qu'ils tirent de la façon dont le mâle contribue à la multiplication de fon efpéce. L'égalité

du concours de la part des deux sexes passe chez eux pour un point inconteftable. Ils fçavent à n'en point douter, que le mâle répand de la femence; & d là ils concluent que la même chofe arrive à la fémelle; c'eft fort mal conclure. Deux caufes peuvent différemment, quoiqu'également, concourir à la même opération.

Nombre de gens atteftent qu'ils ont vu de cette liqueur, mais un nombre fans comparaifon plus grand de témoins plus croyables affurent qu'ils n'en ont jamais vu, quoiqu'ils ayent beaucoup cherché à en voir. Comme il y a de la gloire à la faire répandre, en ce que son effussion passe pour un signe certain du plaisir qu'on a rendu, le témoignage de ceux qui disent en avoir vu doit être suspect.

Il doit l'être encore par un autre endroit. Etoient ils en état de juger de la qualité de ce fluide. S'ils ne font pas trompeurs, ils se font apparemment trompés. Ils ont pris pour de la femence ce qui n'est qu'une humeur onctüeuse, femblable à celle qui dans le mâle précéde la fortie de la femence réelle , pour enduire fon paffage , de peur qu'il ne s'y accroche quelques particules de cette fubftance précieufe. Dans la fémelle , comme dans le mâle , cette liqueur anonyme, qu'on pourroit appeller *l'huile de Venus,* fort des proftates & a le même office. Elle empêche que la femence du mâle ne s'arrête contre les parois du vagin. Peut-être y fert elle encore à faciliter , à rendre plus profonde l'introduction de ce qui porte cette femence jufqu'à l'ouverture interne de la matrice.

De mauvais plaifans à propos du fecond ufage de cette
liqueur que répandent les fémelles, ne manqueroient pas
de s'écrier : voila une précau-
tion de la prudente nature
peu néceffaire dans nos cli-
mats. Mais je leur répondrai
qu'il ont beau plaifanter, qu'il
eft cependant certain qu'elle
eft du moinsquelquefois utile,
& fi elle ne l'eft pas plus fouvent, il y a peut-être plus de
la faute de ces plaifans que du
fujet de leurs plaifanteries.

J'avoüe que cet épanche-
ment n'eft pas ordinairement
néceffaire : auffi n'eft il pas

fort commun. Il ne se fait guéres que chés quelques-unes des Vierges, qui cessent de l'être ; ou par ces intrépides beautés qui à l'exemple heureux du jeune David, ont le courage de combattre un Goliath ; ou enfin par celles qui ont le bonheur de combler les vœux, de recevoir des leçons de ces hommes aimables, consommés, passés maîtres dans l'art délicieux de donner, de communiquer du plaisir. Ce sont de nouvelles raisons de ne pas ajouter foi trop légérement aux discours des témoins qui se vantent d'avoir vu de cette liqueur : le témoignage de ceux qui difent n'en avoir jamais apperçû me paroît bien plus fincére.

J'ai connu un jeune homme d'une fort jolie figure, qui étoit fur ce chapitre d'une curiofité infatiable. Entraîné prefque par elle feule, à ce qu'il difoit après tous les objets qui pouvoient lui fournir l'occafion de la fatisfaire, il n'épargnoit, comme un autre Nevvton, ni fes tréfors ni fa peine, pour faire des expériences : & fur un nombre prodigieux qu'il a tentés, avec sa jolie figure, il n'y en a jamais eû qu'une qui lui ait réüssi: encore n'en étoit-il pas parfaitement content. Qu'on ne dise pas qu'apparemment il n'étoit pas un Goliath; ou que dans les sujets qui avoient la complaisance de se prêter à sa curiosité, les organes du plaisir étoient émoussés, & les sources de la semence taries. Si l'on doit l'en croire, quant au premier chef, il étoit fort propre à faire réüssir ces sortes d'expériences. Et pour les beautés qui vouloient bien en être de moitié, elles étoient

la plûpart foi difant , Vierges , ou tout au moins de
fort honnêtes femmes ; *de ces*
femmes de bien qui fe gouver-
noient mal. (1)

Mais , me dira-t'on , c'eft
aux Anatomiftes qu'on doit
s'en rapporter la-deffus ; &
ils affûrent que les fémelles ,
outre cette liqueur onctueufe
que je reconnois , répan-
dent de véritable femence.
Je m'en rapporte d'autant
plus volontiers à leur témoignage & ils le méritent d'autant mieux, que non-feule-
ment ils doivent fe connoî-

(1) P. Corn. Com. du Menteur.

aux efpéces de liqueurs dont il s'agit ; mais foit dit fans les offenfer , ce ne font pas ordinairement les per-fonnages les plus propre à les faire couler. Si quelques-uns d'eux jouiffent de cet avan-tage , il ne doit pas être fi rare qu'on le dit. Mais qu'on m'en nomme un d'un nom connu & refpectable , qui dife avoir été témoin du fait. Pour moi je n'en connois point.

Les plus fameux , tels que M. Winflow , reconnoiffent deux liqueurs que répandent les fémelles , l'une qui vient des proftates , ou des bords du Vagin, que j'ai nommé *l'huile de Venus*; l'autre qui fort du fond du Vagin, ou des bords de l'orifice interne de la matrice. La derniere fuinte, pour ainfi dire, continuellement. Son ufage eft vraifemblablement d'humecter les parois du Vagin, pour en conferver la foupleffe & en empêcher l'adhérance pendant les interftices des régles. C'eft là fans doute ce qui fait que les femmes les plus attentives ne peuvent jamais rendre ces lieux parfaitemens fecs. Il en arrive à proportion autant chez nous,

Pour la prémiere liqueur, *l'huile de Venus*, elle ne paroît chés elle, comme chés nous-mêmes, que pour précéder l'acte de la génération. Sa fin principale est sans doute de dilater les bords du vagin, dont l'entrée est toujours la partie laplus étroite. Voilà les seules liqueurs dont, hors le temps des régles & des grosseffes, l'existence soit bien constatée par le rapport des Anatomistes. Ceux qui en admettent une troisiéme qu'ils honorent du nom de semence, ne parlent tous que sur des oui-dire, & dans la perſuaſion où ils ſont que, dans les fémelles comme dans les mâles, l'effuſion de cette ſemence eſt la cauſe du plaiſir qui accompagne l'acte prolifique ; mais encore une fois cette effuſion n'eſt fondée ſur aucune preuve. Au contraire il y en a pluſieurs qui l'anéantiſſent abſolument.

1°. A quel deſſein la nature pouſſeroit-elle cette * ſe⸗

* *Le fond de la matrice eſt tapiſſé d'une membrane. . qui eſt parſemée de petits trous, par leſquels vraiſemblablement ſort cette liqueur que la fémelle répand dans l'accouplement.* Venus Phy. I. Part, Ch 2.

Le Scavant Anatomiſte ! il fait ſortir la ſemence des fémelles par l'embouchure des Vaiſſeaux qui fourniſſent le ſang des régles.

mence hors de la matrice,
qui, fuivant les féminiftes en
eft la fource, & dans le-
quelle elle doit fe mêler avec
celle du mâle ? Il faut
bien qu'il jette la fienne
hors de chez lui, pour l'infi-
nuer dans l'endroit où elle
doit être dépofée ; mais pour
celle de la fémelle, il n'y a
pas de raifon pour la faire
fortir de cet endroit. Comment s'y mêleroit elle avec
celle du mâle. fi elle en for-
toit lorfque cette derniere y
entre ?

2°. S'il étoit vrai que les

fémelles

fémelles répandiffent de la femence qui fortît de la matrice, il n'en fortiroit donc apparemment qu'une partie, l'autre y refteroit, y attendroit celle du mâle pour fe mêler avec elle; & par conféquent dans toutes les matrices des fémelles difféquées après l'accouplement, on devroit trouver de la femence, au moins de la fémelle : & c'eft ce qui n'arrive point, têmoin l'Auteur *de Venus Phyfique* lui-même. *Dans les matrices de fémelles de plufieurs animaux*, voyez jufqu'où va fon attention. Il a la bonté de vous avertir que ce font des *matrices de fémelles;* de peur apparemment qu'on ne s'imagine que ce font des matrices de mâles. Qu'on dife après cela qu'il n'eft pas exact & jufte. Problablement il a voulu dire que dans les matrices de différentes efpéces de bêtes » difféquées après l'acou-» plement, on n'a point trou-» vé de cette liqueur. (1) » Pendant les deux mois de » Septembre & d'Octobre, » dit-il ailleurs , (2) temps » auquel les Biches reçoivent

(1) p. 21.
(2) p. 51.

» le Cerf tous les jours , &
» par des expériences de plu-
» sieurs années , voilà tout ce
» que Harvey découvrit ,
» sans jamais appercevoir
» dans toutes ces matrices
» une seule goutte de liqueur
» séminale. » ¡Cependant
Harvey est peut-être l'hom-
du monde qui a le plus fait
de ces sortes d'expériences.

Enfin une troisiéme raison,
à láquelle il me semble qu'il
n'y a rien à répliquer, c'est
qu'une femme qui reçoit les
caresses de son mari , tandis
qu'elle est enceinte, ne répand
pas moins de liqueur qu'avant

de l'être; elle paſſe même
communément pour avoir
plus de plaiſir : & ce plaiſir
aſſûrement ne peut pas venir
de l'effuſion d'une liqueur ſé-
minale qui ſorte de la matrice ; puiſque les Anatomiſtes
conviennent tous qu'elle de-
meure exactement fermée
pendant preſque tout le temps
de la groſſeſſe ; donc la fémelle ne répand point effectivement de ſemence. Cela
me paroît démontré contre
l'Auteur de *Venus Phyſique*.

Je ſçais bien qu'il y a eu des
Séminiſtes qui faiſoient venir
d'une autre ſource la ſemence

de la fémelle : ils difoient qu'elle étoit contenue dans fes ovaires ; de chacun defquels elle s'écouloit par un vaiffeau qui fe divifoit en deux branches. L'une plus courte & plus groffe aboutiffoit à la corne de la matrice : l'autre , plus longue & plus menue, avoit fon embouchure jufque dans le col de la matrice , proche fon orifice interne. C'étoit par le premier de ces deux conduits que la femence avant la conception couloit dans la matrice : elle s'évacuoit par le fecond pendant la groffef-fe ; & parcourant un chemin plus long , caufoit alors plus de plaifir. Cette explication étoit ingénieufe ; mais , malheureufement pour fes Auteurs on ne trouve point ces vaiffeaux de communication des ovaires avec la matrice. Pour remédier à cet inconvénient on a vu des Séminiftes pouffer l'obftination jufqu'à fe retrancher fur leur invifibilité. Tel a été un certain M. de la Motte Accoucheur de Valogne,qui en 1718. prit la peine de fe faire imprimer exprès pour nous faire part de ces efforts d'imagination. Il étoit bien bon de tant s'embaraffer d'un chemin ponr faire paffer la femence des ovaires dans la matrice. Son digne émulateur l'Auteur de *Venus Phyfique* eft bien plus habile. Il tranche tout d'un coup la difficulté, en faifant trouver la femence dans la matrice; fans fe mettre en peine d'où, ni par où elle y vient. Ce que c'eft que le génie !

D'ailleurs comment conçoit-on que dans la matrice, furtout des femme qui ont eu des enfans, le mêlange des femences fe fit en affez grande quantité & affés exacte-

ment pour fermenter & produire par ce moyen le fétus ?
C'eſt comme ſi un Chimiſte
répandoit ſur une aſſiette , ou
dans un plat deux goutes de
liqueurs qu'il voudroit faire
fermenter , au lieu de les ver-
ſer dans un verre. La fermentation me plaît aſſés; mais
pour la produire on ſe ſert
d'un trop grand vaſe. J'en
voudrois un plus petit que la
matrice & plus proportionné
à la foible doſe des liqueurs
qu'on ſuppoſe s'y mêler.

Par le moyen de ce mê-
lange eſt-il poſſible de concevoir la formation des gé-
meaux?

meaux ? Celle des deux mem-
branes dans lesquelles chaque
fétus est enfermé ? Ou plutôt
ne conçoit on pas qu'elle est
impossible dans ce sistême ?
C'est pourtant la plus excu-
fable des erreurs qu'on a ima-
ginées fur la génération. J'a-
vois promis des faits, des raifons contre : il me femble
avoir dégagé ma parole. Paf-
fons donc à celle des Animalistes.

CHAPITRE III.

Contre les animalistes.

JE n'imiterai point ces vieux Philosophes entêtés de leurs opinions & sottement prévenus contre toutes les nouveautés, qui pour s'épargner la peine, que peut-être ils prendroient en vain, de réfuter les animalistes, nient sans façon l'existence des animaux spermatiques; sans avoir seulement daigné occuper un instant leur yeux à s'eclaircir de la verité du fait. Quoique je n'aie jamais eu occasion de

m'en convaincre par le rapport des miens, je ne balance
point à croire les témoins
graves & nombreux qui me
l'atteſtent. Peut-être auſſi ma
confiance vient-elle en partie
du peu de difficulté que je
trouve à détruire leurs pré-
ventions.

Effectivement elles me ſem-
blent encore plus mal fondées
que celle des ſéminiſtes. Ceuxci ont pour eux une raiſon
tout aumoins très-ſpécieuſe,
qu'ils rebattent ſans ceſſe:
c'eſt la néceſſité d'admettre
dans la génération une égalité de concours de la part

des deux fexes : égalité fans laquelle il paroît impoffible d'expliquer, de comprendre la reffemblance des animaux indifferemment avec l'un & l'autre des individus qui les ont engendrés, fouvent avec tous les deux à la fois : & cette reffemblance fi favorable en apparence aux féminiftes, eft encore plus contraire aux ani- maliftes. Si comme ils le veu- lent, le fétus n'eft autre chofe que le ver qu'on voit nager dans la femence du mâle, comment peut-il fe faire qu'il reffemble quelquefois à la fe- melle ? dira-t'on que c'eft

pour en avoir reçu la nourriture & le logement ? En ce
cas pourquoi donc les trou-
peaux ne reſſembleroient-ils
pas auſſi aux prairies ? D'ailleurs pourquoi les animaux
ne reſſemblent-ils pas tous à
leur mere ? ne les a-t'elle pas
tous logés & nourris?

Cette reſſemblance n'eſt
pas le ſeul obſtacle qui s'op-
poſe à la fortune des animaux
ſpermatiques. Leur nombre,
la façon dont on veut qu'ils
ſe contiennent, leur figure,
leurs prétendus ouvrages, juſqu'à leur vie, tout eſt contre eux.

E iij

Leur multitude innombra-
ble ne s'accordepoint du tout
avec l'économie de la nature,
magnifique à la vérité dans
le deffein de fes ouvrages ;
mais toujours ménagere dans
l'exécution. Que de milliers
d'animaux inutiles : que d'enfans perdus pour un qui vient
à bien ! *nous avons*, dit-on ,
(*a*) *fous nos yeux des exemples d'une pareille conduite
dans la production des arbres
& des plantes.* La comparaifon n'eft pas jufte. Quoique
les fruits les graines que rap-

(*a*)Vénus Phifiq. pag. 82.

porte un arbre, une plante ne germent pas tous ; cependant ils peuvent tous germer: leur mere commune, la terre leur offreun champ affezvafte pour les contenir & les faire fructifier tous : il n'en eft pas de même des fémelles par rapport à la quantité prodigieufe des annimaux que le mâle dépofe dans leur fein. De plus les graines, les fruits qui ne fervent pas à produire des plantes, des arbres, ont un autre ufage ; ils font l'aliment des Habitans de la terre & de l'air : au lieu que les animaux fpermatiques qui périssent, deviennent d'une inutilité parfaite. *Combien de milliers de glands*, poursuit-on, *tombent d'un chêne, se desechent ou pourissent, pour un très-petit nombre qui germera & produira un arbre!* Je ne sçavois pas que pour produire un chêne plusieurs glands fussent nécessaires. *Mais*, ajoute-on, *ne voit-on pas par la même que ce grand nombre de glands n'etoit pas inutile, puisque, si celui qui a germé n'y eut pas eté, il n'y auroit eu aucune production nouvelle, aucune generation?* Quel raisonnement! l'on auteur n'a-t'il pas senti qu'on pouvoit le rétorquer , en lui demandant comment il n'a pas vu lui même , que pour produire le chêne en quef-tion , tous les glands qui ont pourri étoient tout-à-fait inu-tiles , & qu'il suffisoit du seul qui a germé ?

La façon dont on veut que les animaux spermatiques foient de pere en fils conte-nus les uns dans les autres à l'infini , est à mon avis , une des erreurs les plus extra-vagantes dans lesquelles soit jamais tombé l'esprit humain. Quel peut être le fondement fur lequel elle eſt appuyée? Car je n'en vois aucun : à moins que ce ne ſoit la poſſibilité. La diviſibilité de la matiere fait, dit-on, entrevoir, Dieu ſçait comment ; qu'il eſt abſolument poſſible que les animaux ſoient enfermés les uns dans les autres à l'infini, donc ils ſont effectivement ainſi contenus. Belle concluſion ! de tout tems de ce qu'une choſe exiſtoit, on a conclu qu'elle étoit poſſible ; mais de ce qu'elle eſt poſſible, s'eſt on jamais aviſé d'inférer qu'elle exiſtoit. Voilà ſans contredit une nou-

velle méthode de raifonner.
Plût à Dieu qu'elle fût auffi
bonne que l'ancienne ! Combien de mortels s'écrie-
roient ? Je puis devenir un
Créfus ; donc j'en poffede les
tréfors. Je puis être Roi ; donc
je régne. Pour moi plus mo-
defte , ou plus ambitieux , je
dirois dans mon cœur , la
charmante Olympe peut faire
ma félicité ; donc je fuis heureux. Mais que l'ingrate me
fait bien fentir la fauffeté de
cette conféquence.

Il feroit à fouhaiter que je
fiffe auffi-bien fentir aux animaliftes celle de leur opinion.

Comment imaginent - ils qu'un mâle contienne tous fes defcendans ? C'eft fans doute dans fes véficules fémi- naires : mais il eft évident qu'elle ne contiennent feule- ment pas enfemble les diffe- rens enfans du même pere. Car il n'eft que trop certain qu'on épuife fouvent ces re- fervoirs de façon à n'y laiffer aucun de leurs petits poiffons fpermatiques , ni aucune goûte du fluide dans lequel ils ont coutume de nager. Dans ces circonftances où font renfermés ceux qui naif- fent plufieurs années aprés ?

Il eſt clair qu'ils ſont avec la ſemence philtrés de la maſſe du ſang , le ſang ſe forme du chile , le chile eſt la plus ſubtile partie des alimens , tels que les fruits , les légumes ; donc la ſemence & ſes petits hôtes ſont originairement contenus en ſubſtance dans les fruits , les légumes ; & non pas dans l'animal , du moins avant qu'il ait pris ces alimens. Par conſéquent ce mâle ne contient ſeulement pas tout à la fois les petits qu'il engendre en differens tems un peu éloignés ; & cela ſuivant le principe des animalſ-

tes mêmes, bien loin de renfermer de pere en fils fa nombreufe poftérité.

Encore une chofe qui me
déplaît beaucoup dans les
animaux fpermatiques, c'eft
leur figure. Si veritablement
ils font les rejettons de l'animal dans la femence duquel
ils nagent, pourquoi n'en
ont-ils jamais la forme ?
Pourquoi celle d'un mépri_
fable ver, d'une grenouille
naiffante cache-t-elle à nos
yeux, armés de microfcope,
le Roi même des animaux ?
Par quel hazard la graine
des quadrupedes reffemble-

t-elle à celle de l'homme ? Comment cet orgueilleux tiran de tout ce qui respire peut-il se reconnoître au travers de déguisemens si vils ? & se donner des vers pour successeurs? Enfin à quoi bon tous ces misteres de la nature? La vie ne sera donc plus qu'une espece de bal général, où tous les animaux viennent en masque danser , les uns un menuet , les autres une contredanse ?

Au surplus dire , pour expliquer l'origine des animaux, qu'ils viennent de ces vers spermatiques , déja vivans dans la liqueur féminale de leur pere, ce n'est pas lever la difficulté ; ce n'est que l'éloigner d'un dégré, & suppofer ce qui eft en queftion : car il refte toujours à fçavoir d'où viennent eux-mêmes ces vaiffeaux fpermatiques, comment ils font devenus ce qu'ils font.

Ces demandes, quoiqu'affez embarraffantes, ne font pas les feules de ce genre qu'on pourroit faire fur leur compte. Pour peu qu'on fût curieux, on feroit bien aife de favoir entre autres merveilles, comment ces habi-

les ouvriers, dès qu'ils font
dépofés dans la matrice, travaillent comme de petits perdus à s'y attacher par les fils
qui forment l'arriere-faix, &
comment ils ourdiffent cette
double membrane dont ils
fe forment une tente, fous laquelle achevant fécrétement
leur métamorphofe, ils cam-
pent jufqu'au jour de leur a-
vénement à la lumiere. Puif-
que jufqu'à leur transmigra-
tion ils fe font bien paffés
d'un tel fecours, quel befoin
en ont-ils dans un lieu & dans
un temps où ils ne font que
naître & devenir de plus en

plus vigoureux ? Cette enve-
opp e fe trouvant toujours
faite avant les filets qui l'attachent à la matrice , où ces
invifibles auteurs prennent-
ils de quoi la fabriquer & fe
nourrir pendant qu'ils la fa-
briquent ? comment en ve-
nant au monde oublient-ils fi
promptement tous leurs jolis
métiers , femblables aux enfans de Paris , qui , dit-on ,
deviennent fots en grandif-
fant ?

Pour rendre raifon des
deux premiers prodiges ,
l'Auteur de *Venus Phyfique*
cite l'exemple de quelques

infectes tifferans de leur pro-
feffion, tailleurs mêmes, qui
filent des étoffes dont ils fe
coupent & fe font fort adroi-
tement des habits, dont ils
fe conftruifent des maifons;
mais cet efprit vif & léger,
qui ne veut pas toujours prendre la peine de réfléchir, n'a
pas fait attention que ces ar-
tifans laborieux font toujours
des animaux faits & non pas
à naître. On en voit bien fe
conftruire des efpéces de
tombeaux ; mais on n'en a,
je crois, encore vû aucun bâtir fon berceau. Eft-ce avant
que d'éclore que les oifeaux
font des nids ?

Que répondra-t-il à ceci ? l'expérience nous apprend, & pour son honneur, je veux bien croire que, dans le cours des recherches multipliées qu'il a faites sur ce sujet, elle lui a appris à lui-même que, quand un mâle en des temps peu éloignés répand plusieurs fois de la liqueur dont il s'agit, les dernieres effusions sont désertes & totalement dénuées d'animaux spermatiques : cependant il est certain qu'elles ne sont pas moins fécondes que les premieres. Pour le prouver je n'ai pas besoin de re-

courir aux exploits incroya-
bles de ce vigoureux héros
qui, à la gloire des Anciens
& à la honte des Modernes,
sçut dans le cours d'une
nuit métamorphoser cin-
quante sœurs, vierges encore, en autant de meres & meres de garçons. Je sçais des
faits un peu plus récens &
plus sûrs que celui-là , qui
n'ont que trop bien prouvé
que, lorsqu'on a peur de devenir pere , on ne doit pas se
fier à la huitieme ou neuvie-
me effusion. Heureux ceux
qui peuvent en craindre les
effets ! Mais comment les par-

tifans des animaux fpermatiques les expliqueront-ils ?

Que les Animaliftes de
bonne foi fe jugent fur ces
raifons. Si elles ne fuffifent
pas pour leur faire abjurer
leur erreur, j'en réferve encore quelques-unes qui leur
font communes avec les Oviftes ordinaires, contre lefquelles je les rapporterai.

Mais quel fera donc l'ufage des animaux fpermati-
ques ? A quel deffein la nature les aura-t-elle placés aux
lieux où ils fe trouvent ? Les
premieres réflexions que je
fis fur cette matiere, m'en a-

voient fait imaginer un fin-
gulier. Déja perfuadé que la
femence ne pouvoit par el-
le-même caufer en fortant le
fentiment délicieux qui l'accompagne, je l'attribuois au
chatouillement caufé par les
mouvemens rapides & divers
dont on dit que font agités
les habitans de cette liqueur;
mais les réflexions que j'ai ci-
deſſus rapportées contre les
Séminiftes, me firent bientôt
reconnoître que j'étois dans
l'erreur.

Je crois avoir depuis ce
temps rencontré plus jufte en
penfant que ces petits ani-

maux n'ont aucune utilité re-
lative à celui dans la semence
duquel ils nagent. Ils sont là
pour leur propre commodi-
té, uniquement parce qu'ils
s'y trouvent bien, tels que
quantité d'autres que le microscope a fait découvrir en
mille endroits, où l'on n'en
soupçonnoit pas plus que dans
la semence des mâles.

» M. Jobelot . . . . a décou-
» vert au microscope un nom-
» bre prodigieux d'animaux
» singuliers dans les infusions
» de foin, de paille, de blé,
» de sené, de poivre, de sau-
» ge, de melon, de fenouil,
» de

» de Framboiſe, de Thé, d'A-
» némône royale, &c. Il a vû
dans une effuſion d'anémone
» avec de l'eau commune un
» animal nouveau couvert d'un
» beau maſque de figure hu-
» maine bien formé. » C'eſt
dommage que les Animaliſtes
n'en ayent pas apperçû de ſemblables dans la liqueur prolifique de l'homme.

» Il a vu (*M. Jobelot*)
» dans l'infuſion de paille de
» blé de nouveaux poiſſons ;
» il a vu dans le cœur de ces
» Poiſſons imperceptibles des
» mouvemens *alternatifs* de
» diaſtole & de ſiſtole ; dans
» la même infuſion il a vu

» fucceſſivement des animaux
» de différente eſpece, il a vu
» ces animaux qui feroient
» perdus pour nous fans le fe-
» co urs du microfcope, fauter,
» s'élancer, faire des culbutes
» très réjouiffantes , éviter
» tous les obftacles dans leur
» chemin, tant ils ont les yeux
» bons : & après bien des ex-
» périences, on ne craint pas
» d'affurer que de neuf mille
» fortes de plantes connues
» de M. Tournefort, il n'y
» en a prefque pas une, qui
» étant mife en infufion avec
» de l'eau commune, ne don-
» ne au bout de quelques heu-
» res, ou de quelques jours,

» foit en été foit en hyver ,
» une multitude innombrable
» de petits animaux vivans ,
» qu'on voit nager dans la
» plus petite goute d'eau (*a*)
M. de Malezieu a vu au microfcope des animaux 27
millions de fois plus petits
qu'une mite. (*b*) M. Leuvenhoëk dit qu'il en a trouvé dans
un chabot plus que la terre
ne peut porter d'hommes. (*c*)
M. Paulini veut , dans une
differtation qui parut en 1703
que tout foit plein de vers im-

(a) Phyf. nouv. du P. Regnault édit.
3e Tom. III. p. 184. 185.
(b) *Ibid*. p 186.
(c) Phyf. nouv. du P. Regnault ,
Tom. III. p. 182.

G ij

perceptibles à la simple vue , & d'œufs de vers, mais qui n'éclosent point partout. Il attribue aux vers la plûpart des fiévres malignes & des maladies contagieuses.

Cela posé pourquoi n'en pas admettre jusques dans la semence des animaux ? C'est, dira l'Auteur de *Venus Physique* , parce qu'on n'en découvre point dans leurs autres liqueurs. Avec sa permission , le fait n'est pas vrai. M. Hartsoëker a remarqué dans l'urine gardée quelques jours, des especes de petites anguil-

les, (*d*) mais quand bien même il ne s'en trouveroit que
dans la femence, il ne feroit
pas difficile de rendre raifon
de la préférence que ces vers
lui accordent. C'eft une preuve qu'ils font bons gourmets
& qu'ils fe connoiffent en liqueurs. Ils choififfent pour
nourriture la portion la plus
exquife, la plus épurée de notre fang. Apparemment qu'ils
ne trouvent pas les autres fluides de leur gout, ni affés dé-
licats. Je ne doute pourtant
que leursœeufs n'y nâgentauffi
en très grande quantité. Mais

(*d*) *Ibid*.

une autre raison qui peut encore les empêcher d'y éclore, c'est le peu de temps que ces liqueurs restent dans leurs réservoirs ; le peu de chaleur qu'elles y sentent: & c'est vraisemblablement pour cela qu'il faut garder quelques jours l'urine pour y appercevoir des anguilles. La semence au contraire est ordinairement conservée dansles vésicules Séminaires assez de temps pour donner aux vers celui d'y éclore tout à leur aise. Quand on ne l'y laisse pas séjourner assés, elle devient inhabitée & n'offre aux regards les plus

perçans & les plus attentifs
aucune trace d'être vivans,
comme l'a remarquéHarstoë-
ker lui même,*dans la fémen-*
ce d'un homme qu'il examina
après avoir connu une femme
plusieurs fois de suite. (a)
Ces vésicules d'ailleurs font
pour ainsi dire la zone torri-
de du corps des animaux. Il
y fait extrêmement chaud,
fur tout pendant l'exercice
qui procure la liberté à leurs
petits prisonniers, & cette
chaleur facilite beaucoup leur
naissance.

J'ai même dans l'idée qu'elle

____

(a) Anat. de Dionis ed. 6 p. 354.

n'arrive que dans ce moment. **Le** ſuivant , dira-t-on , eſt celui de leur mort : *c'étoit bien la peine de naître.* **Oui,** ſans doute ; & ſi l'on comparoit le cours de leur vie à leur taille , on trouveroit peut-être qu'ils vivent à proportion plus long-tems que des animaux beaucoup plus gros. **Reſpirer** un quart-d'heur parmi eux , eſt le ſort d'un *Mathuſalem.* **Peut-être** ont-ils trouvé pendant ce tems celui de faire l'amour , d'en goûter les douceurs & de laiſſer des héritiers. **Nous** avons après cela bonne grace à nous plaindre de la durée de nos plaisirs. Leur œufs enlevés en l'air se mêlent bien-tôt à celui que nous respirons. De nos poulmons ils passent dans notre sang, de la masse duquel ils sont philtrés avec la semence, dans laquelle ils doivent éclore, & ainsi se perpetue leur espece.

Il pourroit pourtant aussi se faire que leurs œufs fussent déposés dans les alimens comme dans des magazins, principalement dans les fruits, les légumes, dont se nourrissent les differens animaux ; & je serois assez volontiers de cet avis : d'autant plus que je

doute fort qu'on trouve conftamment la même figure aux
vers qu'on obferve dans la
liqueur prolifique de deux
mâles de la même efpece, ou
même dans la femence d'un
feul confidérée en differens
tems. Mais quand on la trouveroit toujours cette même
figure, cela ne prouveroit en
leur faveur autre chofe, fi-
non que la fémence dans laquelle ils nagent, n'eft propre à faire éclore que les vers
de leur efpece. Je foupçon-
ne encore qu'il n'y a aucune
proportion entre les animaux
fpermatiques & ceux qui les

vroit suffire pour renverser le
syftême dont ils font l'unique
fondement : car de même
qu'un œuf de poule tient un
certain milieu entre ceux de
dinde & de pigeon , le ver
qui doit reproduire un chien,
par exemple , devroit tenir
une efpece de milieu entre le
rejetton du cheval & celui du
lapin , être plus petit que l'un
& moins infenfible que l'autre;
mais la vérification de ces
foupçons , de ces doutes , eft
elle néceffaire à mes Lecteurs
pour les préferver de l'opinion des animaliftes , ou pour
les y faire renoncer ?

CHAPITRE IV.

En faveur des Ovistes.

QUelle foule de raisons & d'expériences favorables aux ovistes, ou du moins aux œufs ! ils en ont plus pour eux que je n'en ai rapporté contre les Animalistes & les Séministes ensemble. L'uniformité générale de la nature dans les opérations semblables, l'existence incontestable d'œufs chés les femelles de tous les animaux, la situa-

tion des ovaires, leurs con-
vections avec la matrice, le
feul conduit qui communique
de l'un avec chacun des autres, fa figure conique & recourbée, le rapport de la forme de chaque ovaire avec celle de l'extrémité fupérieure de
ce conduit, la ftructure fingu-
liere de cette extrémité, la
contiguité de l'autre avec les
cornes de la matrice, les œufs
trouvés, tantôt prêts à quit-
ter l'ovaire, tantôt déja tombés dans le canal formé pour
leur donnner paffage, & tan-
tot tout à fait defcendus dans
la nature, relativement aux

différens temps écoulés depuis le moment de la conception ; le nombre de ces œufs
égal à celui des cicatrices faites à l'ovaire, la double poche dans la quelle on trouve
conſtamment enveloppés tous
les animaux juſqu'à l'inſtant
de leur naiſſance, la formation même de quelques-uns
dans le canal qui va de l'o-
vaire à la matrice ; voilà les
témoins également nombreux
& convaincans qui dépoſent
en faveur des œufs : écou-
tons, éxaminons leurs dépo-
ſitions.

La nature ne fait rien en

vain, difent les Philofophes,
elle ne multiplie point les ê-
tres fans neceffité ; & l'expérience, conforme à ces fages
principes, nous apprend que
jamaiselle n'employe plufieurs
moyens pour produire les effets qui peuvent s'opérer par
un feul,elle en varie bien l'application : fouvent même on
diroit qu'elle fe plaît à pouffer cette variété , toujours
agréable, jufqu'à rendre mé-
connoiffable aux yeuxvulgai-
res le moyen dont elle fe fert;
mais cen'eftjamais auxdépens
de la loi générale qu'elle femble s'être impofée. Ainfi l'Or-

phée de nos jours (1) & son charmant écho (2), savent doubler, tripler, diversifier en cent façons un même air qui en plaisant à toutes les oreilles, n'est reconnu que par les Sçavants. Les plantes nous offrent un exemple sensible de cette admirable conduite. Leurs graines varient à l'infini, relativement aux espéces qui les ont produites & qu'elles doivent reproduire ; mais ce sont toujours des graines; c'est-à-dire de petits sacs, des enveloppes

(1) M. Rameau.
(2) M. Jelyotte.

dans

dans lesquelles la Semence des plantes est renfermée, ne peut-on pas en dire autant à proportion des arbres & des fleurs ? Ne pourroit-on pas même pousser plus loin l'analogie ? les œufs des poissons , ceux des Insectes & des oiseaux , que sont ils au fond ? Sinon des espéces de graines? les œufs , les oignons , les fruits & les graines contiennent & sont destinés à reproduire d'une même façon générale , les poissons , les insectes , les oiseaux , les fleurs, les arbres & les plantes. Pourquoi veut-on que la nature

I. Part.   H

ait fait une exception pour quelques animaux, & qu'elle ne les produise pas sur un modéle de génération commun à tous les autres être vivans ? en vérité, quand j'y réfléchis, je suis surpris que les Médecins un peu Physiciens, les *Hypocrates*, les *Galiens*, accoutumés à trouver toujours les fétus dans des enveloppes, n'ayent pas conjecturé que leur génération se faisoit à peu-près comme celle des oiseaux & des poissons.

Ce qui avoit échapé à la pénétration de ces sublimes

génies, ce qu'ils n'avoient pas feulement foupçonné, eſt enfin devenu certain par le ſecours de la trop lente expérience & de je ne ſçais quel Anathomiſte, dont cette feule découverte méritoit bien de tranſmettre le nom à la poſtérité. J'ai regret de ne le pas ſçavoir, non plus que celui du chef des Oviſtes; mais ni l'un, ni l'autre ne font jamais parvenus à ma connoiſſance, & je crains fort qu'ils ne ſoient tombés dans un indigne oubli. Quoiqu'il en ſoit, on trouva vraiſemblement fans y penfer le nid où la nature avoit caché les œufs des animaux vivipares; & une fois trouvé dans une espéce , on le découvrit aisément dans toutes les autres, où les Anatomistes prirent la peine de les chercher. Partout , & spécialement chés la femme , on le trouva double & situé , non pas dans la matrice , à cause des inconvéniens auxquels l'auroient exposé les régles & la grossesse , mais à ses côtés & un peu audessus de son fond ; auquel il est attaché par deux cordons, qu'on a jadis regardés maladroitement comme des vais-

feaux par où la femence de la
fémelle pendant l'accouplement s'écouloit dans la matrice, pour s'y mêler avec celle du mâle ; & qui ont fi fort
& fi long-tems entêté les Séminiftes dans leur fédui-
fante erreur.

Ces réfervoirs connus des
Anciens fous le nom de tef-
ticules reçurent des Modernes celui d'ovaires, en l'honneur des œufs dont ils font
l'affemblage. Ces œufs font
dans la femme gros chacun
comme un petit pois. Ils
tiennent & des œufs des oifeaux & de ceux des poiffons;

en ce que , comme les uns , ils contiennent une liqueur limpide & gluante , telle que le blanc d'œuf ordinaire, dont elle a le goût , & avec lequel ils partagent la proprié-té de s'endurcir au feu ; & comme les autres , ils ne font recouverts que d'une peau mince & molle. La molesse de cette foible membrane est un frivole fondement fur lequel s'appuient quelques chicanneurs pour leur refufer le titre d'œufs , comme fi elle n'étoit pas fuffifamment juf-tifiée par celle des œufs des tortues , des ferpens , des lé-

zards & des poiſſons ; par la
nature du lieu qui doit leur
ſervir de retraite & par les
racines qu'ils doivent y jetter
pour en tirer la nourriture &
l'accroiſſement du germe
qu'ils renferment. Sans compter les' autres inconveniens
qu'un chacun peut aiſément
appercevoir, comment ces
racines auroient-elle pûſe faire un paſſage au travers d'une
coque auſſi dure que celle des
œufs ordinaires ?

Il ne faut pas ſe laiſſer pré-
venir contre eux par la com-
paraiſon de leur volume avec
celui des œufs des oiſeaux.

Ceux d'une poule font à la verité bien plus gros que ceux d'une femme ; mais on n'en fera point furpris, ou du moins on ceffera de l'être, fi l'on fait attention, que les œufs des animaux ovipares, outre leur germe, qui n'eft peut-être pas la cent milieme partie de leur matiere, contiennent fes petites provifions faitespar la nature pour tout le tems qu'il doit paffer dans fa coquille : au lieu que l'œuf d'un animal vivipare, ne renferme gueres que les parties de fon ambrion. Cette inégalité furprenante au premier

premier coup d'œil n'eſt pas
ſans exemple parmi les corps
qui végétent. L'oignon d'une
fleur eſt ſouvent plus conſi-
dérable qu'un gland : cepen_
dant quel rapport y a-t-il entre un chêne & cette fleur ?
ſeroit-il permis de comparer
aux graines des plantes les
œufs des inſectes & des poiſſons, ceux des oiſeaux aux
oignons des fleurs & les œufs
des animaux vivipares aux
fruits des arbres, ou plutôt
à leurs pepins & à leurs
noyaux ?

Peu de tems après la dé-
couverte des œufs *Fallope*

I. Part. I

fit celle de deux conduits, qui des deux côtés du fond de la matrice, s'élevent vers les ovaires. Leur figure recourbée leur fit donner le nom de *trompes*, auquel pour récompenser leur inventeur on ajouta le sien, en les appellant *trompes de Fallope*. Ces deux conduits ne sont pas comme les cordons qui attachent les ovaires à l'utérus ; ils sont très-sensiblement creux , sur tout par leur extrémité supérieure , & les seuls qui communiquent de la matrice aux ovaires. Non-seulement ils sont tortueux, mais d'autant plus étroits qu'ils approchent de la matrice , de peur que s'ils euffent été droits, perpendiculaires, ou à peu près & d'un diametre cylindrique , égal dans toute leur longueur , leur defcente n'eut été trop rapide pour les œufs & ne les eût fait arriver dans le lieu deftiné à les re-cevoir , avant que la nature y eût fait les préparations néceffaires. Ces trompes font chez les animaux vivipares l'office de l'antonnoir ; dans les ovipares, la ftructure en eft toute admirable , mais fur tout celle de leur extré-

mité fuperieure, du pavillon recourbé vers l'ovaire
voifin, auquel il n'eft attaché que par la plus longue
de fes découpures, & d'une
façon lâche, pour avoir une
pente plus douce. Quoique
l'ovaire & le pavillon ne
foient pas contigus, le rapport de leurs formes ovales
prouve vifiblement qu'ils font
faits pour être dans l'occafion apliqués l'un fur l'autre.
Afin que cette application
foit encore plus exacte, plus
étroite, de peur que le pavillon de la trompe ne laiffe
échapper quelque œuf dans

la capacité du ventre , ſes bords ſont découpés , déchiquetés en maniere de franges , & intérieurement pliſſes. *Les plis ſont à la concavité du pavillon en maniere d: feuillets* (a),afin de ſoutenir en tombant l'œuf , dont la chûte pouvoit nuire à l'arrangement déja commencé des parties qu'il contient. Enfin l'embouchure des trompes eſt contigue aux cornes de la matrice , dans leſquelles elles dépoſent les œufs , qui ónt coutume de germer

(a) M. Winſlow exp. anat. tom. 4. pag. 254.

I iij

en ces recoins, où fe trouvent prefque toujours les fétus. Que de ménagemens !
quelle méchanique ! à quoi
ferviroient ces organes merveilleux fans l'ufage que je
leur enfeigne ? Que les animaliftes & les féminiftes leur
en donnent un autre. Il faut
avouer, que du côté de la
ftructure des parties, les oviftes ont tout l'avantage fur
leurs adverfaires.

Celui qu'ils retirent de
l'expérience n'eft pas moindre. Plufieurs anatomiftes ont
trouvé des œufs les uns à demi détachés de l'ovaire, les

autres tombés dans les trompes, où déja parvenus prefque dans la matrice, fuivant
le tems paffé depuis l'accouplement, & cela en raifon
des cicatrices obfervées aux
ovaires. » Quand un œuf eft
» prêt à tomber, dit Dionis,
» (*a*) il ne tient plus à l'ovai_
» re, que par une foible &
» petite queue, comme le
» fruit mûr à l'arbre, lequel
» en cet état tombe par la
» moindre fecouffe qu'on y
» donne : j'ai fouvent trouvé
» à des femmes que j'ai diffé-
» quées de ces œufs à demi

(*a*) Page 385. 386

I iiij

» détachés , & d'autres qui
» l'étoient tellement , qu'ils
» pendoient à l'ovaire, com-
» me une perle à l'oreille,
» ne tenant plus que par quel-
» ques filets membraneux. ,,
La defcription que M. Litre
nous donne d'un ovaire qu'il
difféqua , dit l'Auteur de *Vénus Phyfique*, mérite beaucoup d'attention. Il trouva
un œuf dans la trompe ; il
obferva une cicatrice fur la
furface de l'ovaire qu'il prétend avoir été faite par la fortie d'un œuf. (*a*) Mais cela
n'approche pas encore de ce

(a) Page 43. 45. 46.

que rapporte Graaf. Dans les diffections de quantité de fé-melles qu'il avoit fait couvrir exprès, il dit que vingtquatre heures après l'accouplement, il a toujours trouvé inflammation à l'ovaire ; au bout de deux jours l'altération plus confidérable ; quelque tems après des œufs dans la trompe, ou dans la matrice lorfque les fémelles avoient été diffequées un peu plus tard. Enfin il affure avoir toujours compté aux ovaires les veftiges d'autant d'œufs détachés, qu'il trouvoit dans les trompes, ou dans la matrice.

Peut-on défirer des obfervations fur cette matiere plus
éxactes, plus pofitives & plus
convaincantes ?

Mais fi elles laiffoient quelque doute , ne feroit-il pas
entierement détruit par cette
poche dans laquelle on trouve conftamment enveloppé le
germe de tous les animaux
vivipares? D'où peut venir
cette membrane , fi ce n'eft
celle de l'œuf même , dilatée,
étendue à proportion des be-
foins & de l'accroiffement de
l'embrion ? de cette maniere
rien n'eft plus fimple , ni plus
naturel que fa formation, qui,

dans le fentiment des animaliftes & celui des féminiftes,
devient un véritable miftére.
Cette confidération m'a toujours extrêmement frap-
pé & me paroîtroit feule dé-
cifive er faveur des œufs.

On diroit que pour rendre
la conviction plus complette,
la Nature a pris plaifir à en arrêter quelques-uns dans les
trompes de Fallope, à les y
faire germer, poufler des racines & croître comme dans
la matrice, malgré l'humeur
qui a coutume d'arrofer les parois de ces conduits, pour les
empêcher de fe boucher, &

pour les rendre gliſſans. Dionis entre autres Anatomiſtes, en a rapporté pluſieurs exemples qui ſont démonſtratifs ; principalement ceux dont il a été témoin ; tel que celui de la femme groſſe de ſept mois, morte à l'Hôtel-Dieu de Paris, dans la trompe droite de laquelle on trouva l'enfant. L'Auteur de *Venus Phyſique* que rien n'embaraſſe, foutient & prouve à ſon ordinaire, qu'un pareil phénomene peut s'expliquer à merveilles par le mélange de deux ſemences. *Le fetus*, dit-il, *de quelque maniere qu'il ſoit for-*

me , doit se trouver dans la cavité de la matrice ; & les trompes ne font qu'une partie de cette cavité. Les trompes une partie de la cavité de la matrice ! fur ce pied il ne feroit pas furpris de voir des fétus fe former dans le vagin ; car ce n'eft non plus qu'une partie de la cavité de l'utérus, mais en admettant pour un moment le mélange ordinaire des deux femences , comment cette liqueur contre fon propre poids feroit-elle montée dans les trompes ? & fuppofé qu'un accident l'y eût pouffée , comment y feroit-

elle demeurée fufpenduë ? fa
pefanteur feule n'auroit-elle
pas fuffi pour la faire retom-
ber dans la matrice ? il faut
avoir bien peu de connoif-
fance de la nature des fluïdes
pour en parler ainfi. N'eft-il
pas clair que le fétus ne fe
trouve engagé dans la trompe que pour y avoir été malheureufement retenu par l'e-
xiguité du canal conique ,
qui l'avoit reçu de l'ovaire
pour le conduire dans la matrice ? Il faut être Pyrronien
pour ne pas fe rendre à l'évidence de ces preuves.

Cependant , malgré leur

force , j'avoue que le fyſtème des œufs n'eſt pas ſans difficultés : mais auſſi j'oſe aſſûrer que ces difficultés ne ſont pas ſans réponſe : du moins je ne n'en connois aucune de ce genre. Je ſuis de bonne foi & prétends dire ſincérement le pour & le contre. J'ai aſſez de confiance aux motifs qui m'ont déterminé ſur le choix que j'ai fait , pour eſpérer qu'ils n'auront pas moins de pouvoir ſur l'eſprit de mes lecteurs , pourvû qu'ils ſoient exempts de préjugés , ou capables de s'en défaire.

Les plus fortes objections

qu'on puisse proposer contre les œufs, sont peut-être les expériences de Harvey ; il a eu beau disséquer des biches & des daines, dit-on, dans un tems où elles reçoivent tous les jours le mâle, il n'a jamais trouvé de semence dans leur matrice. Eh bien ! qu'en conclure ? tout au plus qu'il n'y en avoit pas alors. Une seule expérience telle que celle de Verhéyen, qui en a trouvé en abondance dans la matrice d'une genisse, est plus efficace pour prouver qu'elle y entre, que toutes celles de Harvey ne le sont

pour

pour prouver qu'elle n'y entre
pas. Si ce dernier s'étoit con-
tenté d'inférer de ſes obſervations que la ſemence du
mâle ne ſéjourne pas dans la
matrice, il n'y auroit eu rien
à lui dire, & il eût raiſonné
juſte. Mais Meſſieurs les Anatomiſtes reſſemblent à Mrs.
les **Aſtronomes** : ils ne ſe pi-
quent pas communément d'ê-
tre grands dialecticiens, & je
crois qu'ils ont raiſon. Ces
deux eſpèces de Philoſophes
ſubalternes & analogues, peu
faits pour raiſonner, ne ſem-
blent deſtinés qu'à ſe ſervir
de leurs yeux, du téleſcope &

I. Part. K

du scalpel, & à rendre de ce qu'ils ont vû un compte exact aux Physiens leurs Seigneurs, qui fur leur rapport jugent les systèmes, confirment ou anéantissent les anciens, les réforment & encréent de nouveaux.

L'Auteur de *Venus Physi-que* pourra-t'il souffrir qu'avec le secours de cette Logique dont il fait si peu de cas & d'usage, on tourne au profit des œufs ces mêmes expérien-ces de Harvey, qu'il avoit ju-gé leur être si contraires ? il faudra pourtant bien qu'il le souffre ; je ne vois pas du moins comment il pourroit l'empêcher. Car vous convenez, lui dirois-je, & l'expérience de Verhéyen prouve que la femence entre dans la matrice; celles de Harvey démontrent qu'elle n'y féjourne pas : que voulez-vous donc qu'elle devienne ? il n'y a point là à choifir, elle n'a pas d'autre chemin à prendre que celui des ovaires. Auffi le prend-t-elle réguliérement, & ne refte-t-elle pas pour l'ordinaire en quantité fort fenfible dans la matrice. Si cela eft arrivé une fois, c'eft par un accident qui ne tire point

à conféquence ; c'étoit le coup
d'effai d'une jeune vache ,
dont la matrice novice encore ne favoit apparemment pas
bien fon métier , & retint
mal à propos pour elle ce qui
lui avoit été confié pour le
faire paffer ailleurs.

Je ne prétends pas néan-
moins que toute la femence
foit portée aux ovaires , une
partie doit par les orifices des
veines de la matrice s'intro-
duire dans la maffe du fang ,
ou par la fermentation , elle
caufe les ravages, les défor-
dres aufquels font expofées les
femmes nouvellement encein-

ces. C'eſt même une ſuite né-
ceſſaire de la façon dont on
verra ci-après que la ſemence
eſt pouſſée vers les ovaires.
Quand les deux faces de l'u-
térus s'appliquent l'une contre
l'autre, la liqueur qu'il contient eſt obligée d'enfiler rapidement les trompes de Fallope ; mais cela ne ſe peut
faire ſans que toute la membrane interne de la matrice
en ſoit imbibée, ſur-tout dans
les cornes, à cauſe de leur
proximité avec l'embouchure
des trompes & des deux eſpèces de cul-de-ſac qu'elles
forment aux deux coins de la

matrice , dans lesquels s'engage une partie de la liqueur chassée vers les trompes. Aussi est-ce en ces endroits qu'on apperçoit les premiers & les plus grands changemens. Les parois de ces réduits s'enflent d'abord. Ensuite il en sort des excroissances fongueuses semblables à des mamelons , qui doivent servir de base au *placenta*. Quelque tems après paroissent des filamens étendus d'une corne à l'autre de la matrice , qui vont en formant une espèce de réseau semblable aux toiles d'araignée , s'entrelasser au-tour des mamelons.

C'eſt de ce réſeau que Harvey s'eſt imaginé bonnement
qu'étoit formée l'enveloppe
qui renferme le fetus : & ce
travers malheureuſement une
fois faiſi, l'a empêché de découvrir la vérité. Cependant
combien de motifs devoient
le lui faire abandonner ? car
il n'a ſûrement pas vû l'enveloppe ſe former du reſeau : il
avoit ſeulement vû le reſeau
s'ourdir des filets répandus
par la matrice ; enſuite il a
trouvé la poche toute formée :
& il a mal à propos voulu
qu'elle ne fût qu'une méta-
morphoſe du réſeau. Mais

comment a-t-il pû concevoir que les fils dont il étoit tissu se soient détachés de la matrice pour composer une membrane sphérique ? pourquoi d'ailleurs se feroient-ils tout-à-fait détachés pour avoir la peine de se r'attacher de plus belle ? car Harvey a trouvé l'enveloppe d'abord sans aucune adhérence à la matrice pendant toutes ces opérations inintelligibles, où étoit en réserve la liqueur contenue dans cette enveloppe de nouvelle fabrique, aussi bien que l'autre petite poche qu'elle contenoit, & la liqueur

queur qui y étoit renfermée ?
Cette seconde enveloppe est
encore un mistére plus impé-
nétrable, s'il est possible, que
la premiere ; & de la formation de laquelle Harvey ne
dit pourtant pas un mot. Au
reste il fait bien, & il eût encore mieux fait de n'en pas
dire d'avantage de l'autre,
que d'en parler comme il en
a parlé. Quoique Médecin il
a raisonné là comme un franc
Chirurgien qui n'est pas de
l'Académie, ni Maître-ès-
Arts. Je ne m'étonne pas si
l'Auteur de *Venus Physique*
le trouve si grand Homme,

I. Part.   **L**

après s'être moqué *du Pere de la Logique*, *Ariſtote*. Et je découvre enfin la ſource de ſon goût pour l'un & de ſon averſion pour l'autre. Que n'eût-il point dit du Philoſophe Grec, ſi comme ſon cher Anatomiſte Anglois, il s'étoit aviſé de comparer la matrice au cerveau, & de dire, que *l'une conçoit le fetus*, *comme l'autre les idées qui s'y forment* ? ou que la femelle eſt rendue féconde par l'approche du mâle, comme par celle de l'aiman le fer acquiert la vertu magnétique ? (a)

(a) Venus Phyſique, p. 60. & 61.

123

Avec quelle facilité & quelle netteté toutes ces obfcurités fe débrouillent par le moyen des œufs ! ces mamelons, ces fils qui s'y réuniffent,

L'Auteur de Venus Phyfique attribue un peu légérement à fon ami Harvey la decouverte de la circulation du fang. Son véritable Auteur eft, dit on, Servet Médecin Efpagnol que, malgré cette h ureufe invention, Calvin fit, pour affaire de Religion, brûler à Geiève. Frapaolo ayant, parles œuvres de cet infortuné, appris la nouvelle de la circulation du fang, en fit part à quelques Anglois qui étudioient à Padoue. Ceuxci de retour en leur Pays la porterent à Harvey, qui fur le champ fe mit à en faire la vérification : & peu de tems après il publia fes expériences fur ce fujet, qui appuyées du crédit de fes compatriotes, & de la partialité de leurs adulateurs, lui firent, aux yeux des gens mal inftruits, ufurper fur ce malheureux Servet l'honneur de fa découverte.

qui s'y entortillent, qui se multiplient jusqu'à paroître un réseau, sont les préparatifs que fait la matrice pour recevoir l'œuf, tandis qu'il descend tout doucement le long des trompes. Arrivé dans la matrice par l'embouchure d'une des trompes, il glisse dans la corne voisine. D'abord il ne fait que se coller contre les mamelons dont j'ai parlé ci-dessus, jusqu'à ce que le fétus qu'il contient ait besoin de nourriture. Alors il jette des racines qui l'attachent aux mamelons, ausquels viennent de toutes parts aboutir les filets , pour lui apporter des provisions des différens endroits , des vaisseaux divers de la matrice. On diroit d'un Conquérant qui s'empare d'une Place , dont il met à contribution tous les quartiers, tous les Habitans. L'enveloppe, que le bon homme Harvey a eu la simplicité de croire avoir vu se fermer des filets qui composent le *placenta* , est la membrane générale de l'œuf : la liqueur qu'elle contient est la premiere nourriture destinée au fétus. La seconde poche est son enveloppe particuliere ; la liqueur tranſparente qu'elle renferme eſt le germe. Et de peur qu'on ne me ſoupçonne d'avoir pris tout ceci dans ma tête, comme il eſt vraiſemblable au moins que Harvey avoit pris dans la ſienne ce qu'il nous conte de la formation de la premiere enveloppe, je ſuis bien aiſe d'avertir ici les Lecteurs peu inſtruits de ces matieres, que je n'ai rien dit de l'œuf, qu'on ne trouve dans ceux de tous les oiſeaux. Celui d'une poule outre la coque, a une mem-brane qui renferme le blanc, une autre pour le jaune, & de plus une très-petite veſi-

cule , remplie auſſi d'une liqueur diaphane qui eſt le germe du poulet. Ces membra-
nes ſont en plus grand nombre dans les œufs des animaux
ovipares , parce qu'ils contiennent différentes nourritu-
res & en plus grande quantité
que ceux des animaux vivipares.

Il faut être auſſi ſuperficiel
que l'Auteur de *Venus phyſique*
pour ignorer ces choſes , ou
auſſi peu Phyſicien pour être,
quand on les ſçait , long-tems
embaraſſé des difficultésqu'offrent au premier aſpect les expériences rapportées par Har-

L iv

vey. Pour les réfuter, il n'eſt beſoin que de lire avec un peu de réflexion dans *Venus Phyſique*. Si ſon Auteur en eût été capable, eût-il pû ne pas reconnoître pour la membrane d'un véritable œuf, cette poche dont il dit que *le* dedans (*a*) *liſſe & poli, contenoit une liqueur ſemblable au blanc d'œuf*, & qu'elle n'étoit point du tout adhérente à la matrice ? (*b*) ces faits ſi déciſifs en faveur des Oviſtes, lui ont pourtant parû *ſi peu*

(*a*) Ne craignoit-il point qu'on ne crût que c'étoit le dehors qui contenoit cette liqueur ?

(*b*) Ven. Phy. p. 53. p. 56. p. 57. 58.

compatibles avec le ſyſtème des œufs & celui des animaux ſpermatiques, que s'il les eût rapportés avant que d'expoſer ces ſyſtêmes, il eût craint qu'on n'eût ſeulement pas daigné les écouter. Il me paroît à moi, ne lui en déplaiſe, que les expériences de Harvey, bien oin de détruire le ſyſtème de œufs, lui ſont extrémement favorables, elles ne renverſent que celui des Animaliſtes, & ſurtout des Séminiſtes, avec lequel l'Auteur de *Venus Phyſique* avoit eû la bonté de les juger *aſſez conformes*. Si la ſemence du mâle ne ſéjour-

ne point dans la matrice, &
que celle de la femelle n'ait
pour s'y rendre aucun conduit, comment de leur mê-
lange deux fois chimérique
en cet endroit, veulent-ils
que réſulte le fétus ?

L'expérience même de
Verhéyen, bien entendue,
ne leur eſt point favorable:
elle ne l'eſt tout au plus qu'à
ceux d'entr'eux qu'on pourroit
nommer demi–ſéminiſtes, &
que l'Auteur de *Venus Phyſique* a voulu tourner en ridicule, pour avoir avec Ariſtote prétendu que le mâle
fourniſſoit lui–ſeul tout ce

qu'il falloit pour la formation du fétus, & que la femelle ne faisoit que lui donner un azile avec le nécessaire, tant pour subsister que pour croître. Leurs prétentions n'auroient-elles point été fondées sur ce que par hazard ils auroient peut-être trouvé quelquefois de la semence du mâle dans la matrice, & qu'ils y en auroient toujours cherché vainement de celle de la femelle ? quand l'Auteur de *Venus Physique* les a voulu ridiculiser, il n'avoit apparemment pas encore trouvé cette *judicieuse* réflexion dont il

tâche de tirer avantage
pour les autres Séministes, (*a*)
» Lorſque nous croyons que
» les Anciens ne ſont demeu-
» rés dans telle ou telle opi-
» nion, que parce qu'ils n'a-
» voient pas été auſſi loin que
» nous : nous devrions peut-
» être plutôt penſer que c'eſt
» parce qu'ils avoient été plus
» loin, & que des expériences
» que nous n'avons pas enco-
» re faites, leur avoient fait
» ſentir l'inſuffiſance des ſyſ-
» têmes dont nous nous con-
» tentons. » Belle maxime !
dont l'application eſt encore

(*a*) Ven. Phyſ. p. 97.

plus heureuſe. On ne s'ima-
gineroit pas ſans doute qu'elle
eſt occaſionnée par les œufs &
les animaux ſpermatiques.
L'Auteur veut apparemment
par-là faire entendre qu'il les
ſoupçonne d'avoir été connus
des Anciens avec des circonſtances qui les leur ont fait re-
jetter, & que nous ignorons
encore. Il eſt vrai qu'ils
étoient dénués du ſecours du
microſcope ; mais qui ſçait
s'ils en avoient beſoin. Leurs
yeux étoient peut-être meilleurs que les nôtres. Lorſqu'ils
ont dit que le ſang ſe faiſoit
dans le foye, d'où il ſe diſtri-

buoit fans retour à toutes les
parties du corps , ils étoient
peut-être auffi fondés fur des
obfervations qu'ils ont eu la
malice de nous taire , & dont
l'ignorance nous laiffe bon—
nement croire la circulation
du fang. Ces efprits d'autant
plus fublimes que les fiécles
qui les ont produits font plus
reculés , c'eft-à-dire , qu'on
avoit eu moins de tems pour
faire des obfervations , au-
roient-ils, en nous rapportant
leurs opinions , jugé à propos
de nous en céler les raifons
fondamentales , à deffein
d'exercer notre fagacité , &

de nous laiſſer la ſatisfaction de les découvrir nous-mêmes, de les deviner comme le mot d'une énigme ? Cette conjecture n'eſt-elle pas fort glorieuſe pour eux, auſſi bien que pour celui qui l'occaſionne ?

C'eſt donc peut-être pour avoir mieux que nous connu les œufs, qu'ils ne les ont pas admis, & qu'ils n'ont daigné en faire aucune mention, non plus que des trompes de Fallope. Sans doute il ont dit avant leurs confréres modernes, comment veut-on que la ſemence du mâle contre ſon propre poids monte de la matrice jufqu'aux ovaires, & par où encore ? par des canaux qui n'aboutiſſent point à ces endroirs ? le voici ce comment.

Lorſque deux humains travaillent à ſe donner des ſucceſſeurs à la vie, la différence ſpécifique de l'homme ébranle, agite, remue agréablement les extrémités des ligamens ronds, qui viennent en s'épanouiſſant aboutir aux bords ſupérieurs de la différence ſpécifique de la femme, ces ligamens ronds ſe gonflent, communiquent peu à peu leurs ébranlemens réiterés au fond de la matrice,

auquel ils font attachés, &
qu'ils tirent en devant. Bien-
tôt l'agitation fe répand par
toute la matrice, dont le fond
ne peut fe porter en avant,
fans l'entrouvrir néceffaire-
ment par cette action. L'orifice en s'ouvrant preffe contre
les parties voifines les petites
glandes dont font parfemés
fes bords, & ces grains glan-
duleux, auffi bien que leurs
canaux de décharge, fe vui-
dant totalement deviennent
fans doute la fource du préjugé où font tant de gens mal
inftruits fur la femence de la
femme. Si dans un de ces

momens favorables, l'homme vient à darder sa liqueur prolifique dans la matrice, l'impression de ce fluide la fait entrer dans une contraction générale, qui la referme exactement. Ses deux faces se collent l'une contre l'autre, & obligent la semence qu'elle a reçue, d'enfiler rapidement les trompes de Fallope, semblable au jus d'une cerise pressée entre deux doigts, qui s'échappe de côté & d'autre.

Les trompes de Fallope n'ont pû se dispenser d'essuyer les secousses de la matrice. Attachées à son fond, elles ont

dû se conformer à ses mouvemens, tandis qu'ils venoit en
avant, se porter en arriere,
se roidir, s'élever & s'appli-
quer sur les ovaires, vers lesquels leurs pavillons sont toujours dirigés par la derniere
de leurs franges, qui les y at-
tache lâchement, elles restent
l'une ou l'autre quelquefois
toutes les deux dans cette at-
titude, jusqu'à ce qu'elle ayent
reçu l'œuf, ou les œufs qui
doivent se détacher des ovaires. Alors elles reprennent
leur situation naturelle pour
procurer à leur précieux dé-
pôt une pente plus douce, de

crainte qu'une plus rapide ne troublât ce qui se passe au dedans, & ne le fît arriver dans la matrice avant les préparations nécessaires pour le recevoir.

Cette explication méchanique est confirmée par le témoignage de quantité de femmes, qui disent qu'elles éprouvent toujours un sentiment particulier au moment de la conception. Entre autres, il n'y a pas long-tems, que je questionnois sur cet article une jeune Dame bientôt mere de sept enfans, quoique femme de qualité. Elle me dit qu'à ſes deux premiers ſoit faute d'expérience ou d'attention , elle ne s'étoit apperçue de rien ; mais elle m'aſſura qu'à ſes cinq derniers elle avoit reconnu à je ne ſçais quel frémiſſement , l'inſtant qui la rendoit mere. Et qu'eſt-ce que ce peut être que ce petit frémiſſement , ſi ce n'eſt le mouvement de la matrice , & ſur-tout l'application des trompes à l'ovaire ?

Si l'on trouve quelque choſe à dire à ces témoignages , en voici un qui , je crois , paroîtra ſans réplique. C'eſt

Dionis qui le rapporte. (a)
M. *Seron* Médecin de M. le
Marquis de Louvois, lui fit
voir une lettre, par laquelle
on mandoit d'Angleterre,
qu'on y avoit depuis peu dif-
féqué une femme morte par
ordre de la Justice, dans laquelle on avoit trouvé une des
trompes attachée par son pavillon à l'ovaire contigu,
qu'elle embrassoit tout entier.
Cette singularité occasionna
des informations, qui décou-
vrirent que peu de tems avant
son exécution, cette malheu-
reuse avoit, comme on dit,

(a) P. 387.

voulu jouer de son reste avec un prisonnier, & faire aux plaisirs de la vie ses adieux dans les formes.

» Verheyen a voulu, dit-» on, faire les mêmes ex-» périences que Graaf, & ne » leur a point trouvé le même » succès. Il a vû des altéra-» tions, ou des cicatrices à » l'ovaire ; mais il s'est trompé » lorsqu'il a voulu juger par » elles, du nombre des fétus » qui étoient dans la matrice.» Cela n'est point étonnant. Apparemment que les femelles qu'il a disséquées avoient déja porté, ou essuyé quelque avortement.

Cet accident eſt beaucoup plus fréquent qu'on ne ſe l'imagine, & il y a peut-être fort peu de femmes qui, ſans le ſçavoir, n'ayent eu de fauſſes couches ; cela eſt ſi aiſé à faire. Il ne faut dans certaines circonſtances que des mouvemens un peu vifs, quelques tranſports amoureux. Lorſque deux époux qui s'entraiment vacquent au devoir conjugal & que la femme ſur tout a le dangereux avantage d'avoir du temperament, leurs travaux courroient riſque d'être infructueux, ſi l'on ne ſçavoit qu'en ces ſortes de

fonctions

fonctions les plus sages se proposent ordinairement plus d'un but, & que celui qui devroit être le principal, ne l'est pas toujours : bienheureux encore quand il est néceſſai. re. Qu'on se repréſente un œuf embarqué dans une des trompes pour se rendre à la matrice. Si ſur ces entrefai- tes un accès de plaiſir vient à faire jouer les trompes de la façon dont je l'ai expliqué ci-deſſus, que deviendra le pauvre petit miſérable enfer- mé dans l'œuf ? Ne ſera-t-il pas bien à ſon aiſe ? L'œuf ſera peut-être arroſé encore

I. Partie   N

une fois, qui troublera & em-
pêchera l'effet de la premiere. Il sera sûrement froissé,
écrasé, précipité dans la matrice, qui n'ayant pas eu le
tems de lui préparer sa de-
meure, le mettra à la porte,
Elle aura encore moins de
peine à l'y mettre, si nous
supposons que la scêne se passe à l'embouchure de la
trompe, à l'instant où l'œuf
est prêt d'entrer dans la matrice, ou lorsqu'il est tout arrivé, sans avoir encore le
tems de prendre racine. Les
secousses que par le moyen
des ligamens ronds, la vo-

upté caufera dans la matrice, orceront le fanctuaire de l'amour à s'entrouvrir, d'où l'œuf prêt à germer fortira en roulant, fans que celle chez qui fe paffe cette fcêne, en ait feulement le moindre foupçon. Les fauffes couches ne deviennent dangereufes que lorfque l'embrion a jeté des racines déja un peu fortes; mais fi dans ce tems même un accident peut rompre tous les liens qui l'attachent, combien la chofe doit elle être moins difficile, lorfqu'il ne tient encore à rien?

Auffi voyons nous rare-

ment une jeune femme, principalement quand elle eſt jolie & unie à un mari digne
de ſes charmes, devenir enceinte dans les premiers jours
de ſon mariage. C'eſt pourtant là, je penſe, le tems où
ils travaillent avec le plus
d'ardeur, mais voilà préciſé-
ment ce qui retarde l'effet de
leur travaux. Ces heureux
époux encore amans reſſemblent à ceux qui ont la fureur
de bâtir : chaque jours ils dé-
truiſent l'ouvrage du précé-
dent. Au lieu qu'une pauvre
fille qui aura le malheur d'a-
voir pour un malhonnête-

homme une foiblesse unique,
ne manque presque jamais
d'en être trop rigoureusement
punie par un succès redouté ,
après lequel tant d'autres ont
le plaisir de conrir si long-
tems. Pour l'attraper il ne faut
pas aller si vîte. Voyez ces
époux plus mûrs , plus posés ,
plus froids & plus ménagers
de caresses : leur couche féconde leur donne régulierement
tous les ans au moins un enfant.

De-la le proverbe qui dit
que les gens vifs n'en ont
point. J'ai un ami marié à une
fort aimable femme , qui ne
l'a jamais rendu pere que par
le secours de quelque voyage ,

ou de quelque brouillerie : &
qu'on ne croye pas que leurs
enfans foient le fruit du retour, ou du racommodement.
Il eft prouvé qu'ils précé-
doiet ces époques. *a*

Mais fi cet exemple ne paroît pas convainquant, qu'on
faffe attention à ce qui arrive
aux filles de Theâtre & à leurs
rivales. Chez-elles les enfans
font regardés comme des
preuves de fageffe, tant la
diverfité des fujets en met
dans nos idées. D'oú cela
peut-il venir ? Si ce n'eft de
ce qu'on fçait par expérience,
que la multiplicité des hom-

(a) Tous ceux qui ont nour-ri des Lapins favent que lors qu'une Haze ne de-meure qu'une heure ou 2. avec le mâle, elle ne man-que point de devenir plai-ne ; & qu'au contraire elle le devient ra-rement, quand on l'y laiffe plus long-temps.

mes à l'égard d'une même femme est contraire à la génération ? Sa stérilité n'est fondée que sur la vivacité que met dans ses mouvemens la variété des heureux qu'elle a le bonheur de faire. Il en est des plaisirs de l'amour à peuprès comme de ceux de la table. La diversité des mets aiguise le goût émoussé & ranime l'appetit. Les douceurs de l'amour sont à la vérité toujours les mêmes au fond ; mais elles varient quant à la forme. Elles sont offertes, apprêtés, assaisonnées par des mains nouvelles. Avec

N iiij

cela une femme jolie se met en frais & fait mieux les honneurs de sa personne vis-à-vis d'un favori nouveau, qu'avec un ancien amant ou un mari. On ne prend pas tant de peine pour ces derniers & l'on ne fait point de façon avec eux ; en un mot on leur laisse prendre du plaisir & l'on veut en donner à leur successeur, ou à leur coadjuteur. Aussi les marques de la reconnoissance sont-elles plus ardentes, plus multipliées : & cela est juste. Il y auroit de l'ingratitude à ne pas répondre, quand on le peut, aux bonnes manieres qu'on a pour nous.

Je suis perfuadé que fi l'on difféquoit certaines Actrices, de ces filles heureufement nées, qui n'ont jamais don- né de plaifir fans le partager, on trouveroit à leurs ovaires bien d'autres cicatrices en- core qu'il y en avoit à ceux de cette femme difféquée par M. Méry dont parle l'Auteur de *Vénus Phyfique*.

Il dit que M. Méry trouva dans l'épaiffeur même de la matrice, une véficule toute pareille à celle qu'on prend pour des œufs; mais il faut

bien fe garder de le croire.
C'eft l'avis des plus habiles
Anatomiftes & en particulier
de l'exact & fidele M. Winflow , qui nous avertit *qu'il les*
faut bien diftinguer (les
œufs) d'autres veſicules *con-*
tre nature appellés Hydatides.
Le fuffrage de ce fçavant
Anatomifte a d'autant plus
de poids , que du moins en
cet endroit , il ne prend
parti ni pour , ni contre les
œufs. (*a*)

Plufieurs curieux ont voulu
répeter les expériences de

(a) Expof. anat de M. Winflow tom.
4. page 253.

Graaf & elle leur ont encore plus mal réuffi qu'à Verhéyen. Ils ont fait couvrir des chiennes, des brebis, des vaches & autres femelles femblables, dans lefquelles ils n'ont trouvé, ni cicatrice aux ovaires, ni œufs, foit dans les trompes, foit dans la matrice. Que conclure de-là ? L'une des trois chofes fuivantes : ou qu'ils n'ont pas bien examiné les parties, ou qu'ils n'ont pas donné aux œufs le tems de fe détacher des ovaires, ou enfin qu'en ces cas il ne s'en eft effectivement point détaché. Croit-on que toutes les fois qu'une fémelle reçoit le mâle, elle devienne féconde ? Il y a fans comparaifon bien plus d'union ftériles que d'autres. Et qui affurera que parmi les femelles fur lefquelles on a tenté ces expériences, il n'y en eût point d inhabiles à la génération ? En un mot mille inconveniens peuvent dans ces occafions empêcher la réuffite de nos recherches, dont le mauvais fuccès d'ailleurs prouve i ñinimentmoins contre les œufs, que le bon ne pourroit en leur faveur. Cependant ce dernier n'eft pas le plus rare, à beaucoup près,

& il est attesté par des Pro-
fesseurs célébres , par des
Membres de l'Académie des
Sciences , tels que Mrs Graaf,
Verhéyen , Litre , Méry,
Dionis, qui ne sont pas tous
o.istes & dont le témoignage ne peut être en aucune
façon contrebalancé par celui de quelques Chirurgiens
ignorés , reu connus, ou peu
dignes de l'être.

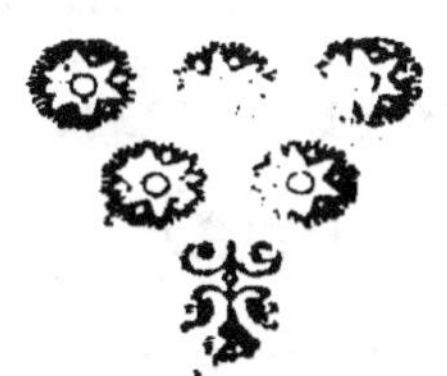

CHAPITRE V.

Division des Ovistes en Infi-
nitovistes, Unovistes, Ani-
movistes & Séminovistes.

J'Ay dit que les ovistes font
ceux qui veulent que les
femelles de tous les animaux
contiennent des magazins
d'œufs, dont chacun fertilifé
par le mâle rend un petit ;
mais il y a plufieurs opinions
fur la façon dont l'œuf produit cet animal : j'en diftin-
guerai quatre, & encore de
ma propre autorité, je nommerai leurs partifans, *Infini-*

toviſtes , Unoviſtes , Animo-
viſtes & Séminoviſtes.

Les Infinitovites préten-
dent que le mâle ne contribue à la génération , qu'en
ce que la portion la plus ſubtile de ſa ſemence va porter
le mouvement à un fétus tout
formé dans l'œuf depuis le
commencement du monde ,
quoique ſans vie & unique ,
s'il eſt mâle ; mais qui s'il eſt
femelle , contient de mere
en fille tous ſes deſcendans
emboîtés les uns dans les autres. C'eſt le ſyſtême de
Swammerdam & de preſque
tous ceux à qui l'on a juſqu'ici

donné le nom d'Ovistes.

Les Unovistes ne different des Infinitovistes qu'en ce qu'ils veulent que chaque œuf soit un petit hermitage habité par un solitaire inanimé, soit mâle ou femelle, & formé peu après la naissance de celle qui le porte. Dionis est de cette opinion & l'Auteur de l'*Anti - Vénus Physique* semble en être.

Les Animovistes sont des Animalistes réformés qui, forcés par leur conscience de reconnoître des œufs, regardent les ovaires comme des hôtelleries, dont chaque

œuf

œuf est un appartement , où vient en passant du néant à l'être , loger un animal spermatique , sans aucune suite ; s'il est femelle ; mais trainant après lui de pere en fils , s'il est mâle , toute sa postérité. Leuvenhoëk est l'Auteur de cette réforme.

Je m'étonne que quelqu'un des Animovistes , n'ait à l'exemple des Unovistes poussé la réforme plus loin , en ne donnant pas plus de suite aux vers mâles , qu'aux vers femelles ; & en les faisant tous sans distinction de séxe , entrer dans la carriere du mon-

I. Partie　　　　　O

de en petits hermites.

Enfin les Seminoviſtes fe-ront ceux qui penſeront que l'embrion eſt produit par le mêlange des deux ſemences, fait, non pas dans la matrice, mais dans l'œuf.

Je crois être encore ſeul de ce ſentiment : mais j'eſpere ne le pas être long-tems; & les féminiſtes, contre leſquels j'ai tant apporté de raiſons, ſont ceux de qui j'attends la converſion la plus prompte. Je compte qu'ils me ſçauront un bon gré, augmenté par la ſurpriſe, en me voyant rapprocher de ſi près de leurs

idées principales , pour lesquelles ils m'auront vraisemblablement crû beaucoup d'é-
loignement , & je crains que
mes demi-confreres les ovistes
ne me sçachent encore plus
mauvais gré & ne soient encore plus étonnés de me voir
les abandonner tous , après
leur avoir donné tant de
preuves de mon attachement
pour les œufs.

CHAPITRE VI.

Contre les Infinitovistes, les Animovistes & les Unovistes.

EN vérité les Infinitovistes ne méritent pas une réfutation sérieuse, non plus que les Animovistes : ainsi je paffe tout de fuite aux Unovistes ; d'autant plus que je ne puis détruire l'hypothefe de ces derniers, fans renverfer de fond en comble celles des autres, qui d'ailleurs doivent être déja bien ébranlées par les coups que j'ai portés aux Animalistes.

Le système des Unovistes n'est fondé que sur ce que quelques observateurs prétendent avoir, à l'aide du microscope, découvert l'embrion formé dans l'œuf, avant qu'il ait été rendu fécond par le mâle. Mais ces faits prétendus & difficiles à constater, sont détruits par d'autres faits incontestables & par des raisons aussi convaincantes que les faits. Les meilleurs microscopes n'ont fait appercevoir aux regards les plus perçans qu'une efpéce de tête montée fur des foup-çons de vertébres , que leur figure informe , leur exigui-té & leur immobilité ne per-mettent guéres à des efprits fages de prendre pour un a-nimal tout formé ; il eft bien plus difficile de décider fi c'en eft un , que de s'affûrer de l'exiftence des vers fper-matiques , qui eft vérifiée par leur agitation continuelle. Au lieu que ce que quelques-uns ont pris pour un animal tout formé, quoiqu'immobile pour-roit fort bien n'être qu'une portion de la liqueur enfermée dans l'œuf, plus épaisse que le reste ; ou même la forme du petit sac qui doit envelopper immédiatement l'embrion, lorsque ce sac a reçû le semence du mâle, il devient à peu près rond ; mais auparavant, comme il n'est pas plein, il peut, il doit même avoir une autre figure. Au reste quelque chose que ce puisse être, la façon dont le fétus croît & devient sensible prouve que ce n'est pas lui. Car s'il étoit tout formé, la semence du mâle, en lui communiquant le mouvement & la vie, devroit porter en même tems l'accroiſſement dans tous ſes membres ; il devroit dans ſon état d'inviſibilité croître de la même façon que lorſqu'il eſt devenu totalement viſible ; d'autant que dans l'une & l'autre ſituation, c'eſt ſans doute par le milieu du corps, c'eſt-à-dire, par le nombril qu'on lui fait venir ſa nourriture, qui de-là va ſe diſtribuer à tous ſes membres; cependant mille expériences, & en particulier celles de Harvey, nous apprennent que la formation du fétus commence par un bout & finit pat l'autre. On n'apper-

çoit

oit d'abord qu'un *point vi-*
vant. » On le voit dans la li-
» queur cristalline fauter &
» battre, dit l'Auteur de *Ve-*
» *nus Physique* (1), tirant
» fon accroiffement d'une
» veine qui fe perd dans la
» liqueur où il nage .. au lieu
» de voir croître l'animal par
» l'*intrus-fufception* d'une
» nouvelle matiere. comme
» il devroit arriver s'il étoit
» formé dans l'œuf *de la fe-*
» *melle* ... Ici c'eft un animal
» qui fe forme par la jufte po-
» fition de *nouvelles par-*
» *ties* «. J'ai déja remarqué

(1) P. 54. & 58.
I. Part. P

que cet Auteur exact avoit eû la bonté de nous avertir à propos de *matrices*, que c'étoit de celles des femelles dont il entendoit nous parler : il a la même attention à l'égard *des œufs* ; apparemment de peur qu'on ne les prenne pour des œufs de mâles. Lorsqu'il lui arrive de manger des œufs ordinaires, sans doute il dit qu'il a mangé des œufs *de poule*, de crainte qu'on ne s'imagine que ce sont des œufs de coq. Quelle précision !

Les principales observations sur lesquelles se fondent

les *Unoviſtes* ſont celles de Malpighi : & ces obſervations mêmes ſoigneuſement examínées, ſont ainſi que celles de Harvey , tout-à-fait contraires aux prétentions de leur Auteur & de ſes adhérans. Qu'on en juge par ces paroles d'un Infinitoviſte *(1)*: » Un certain dégré de cha» leur agite le jaune & le » blanc , ou la matiere liqui» de qui enveloppe le ger» me ; la chaleur la diviſe , » cette matiere , l'atténue, » la digere , la fait couler par « le nombril dans le corps du

______

(1) Phiſiq. nouv. T. IV. p 5. & 6.

» petit animal. Les vaisseaux
» qui la reçoivent successive-
» ment, la dirigent vers les
» différentes parties du corps,
» pour y porter la nourritu-
» re , l'accroissement & la
» vie. M. Malpighi a suivi
» presque heure par heure le
» progrès de la génération
» du poulet dans l'œuf sous
» la poule. Selon ces obser-
» vations, *après* douze heu-
» res, environ, *l'on voit dans*
» *le germe une sorte de petite*
» *tête, des vésicules, qui sont*
» *l'origine des vertèbres ; a-*
» *près trente heures, les yeux*
» *commencent de paroître,* &c.

» L'accroiffement s'apperçoit
» ainfi par dégrés. Après
» vingt jours le poulet eft en-
» tiérement formé ». S'il l'é-
toit en petit depuis le commencement du monde, ou
quelques années, quelques
jours feulement, apparoîtroit-
il ainfi par membres ? Je ne
comprens pas comment l'in-
génieux & favant Pere Reg-
naud (c'eft le Jéfuite) a pû
tomber dans le fentiment des
Infinitoviftes, lui, qui a coutume de raifonner fi bien. Je
m'en prends à quelque fcru-
pule qui l'aura empêché de
réfléchir fur cette matiere,

P iij

autant que fur les autres qu'il a traitées.

C'eft en vain que les Uno-viftes appellent les plantes à leur fecours. Je conviens qu'au premier coup d'œil cet exemple leur eft favorable ; mais il ceffe de l'être , fi-tôt qu'on vient à le confidérer attentivement. On fait que lorf-qu'une plante eft parvenue à un certain dégré d'accroif-fement , il fe forme dans fon fein de la graine , c'eft-à-dire , de petits facs dont cha-cun contient le germe de la plante. Ce germe n'eft autre chofe qu'une efpéce de levain qui fermente avec les fucs de la terre ou l'eau de pluie, lorf- qu'il vient à être détrempé , & par le moyen de cette fer- mentation fe métamorphofe en véritable plante. Tout de même que le fétus dans l'œuf réfulte du mélange des femen- ces , les fucs qui pénétrent la graine font l'office de l'efprit féminal du mâle.

S'il eft donc vrai que le microfcope ait fait apperce- voir les plantes dans leurs graines , les fleurs dans leurs oignons, le chêne même dans le gland , ce phénoméne n'eft point encore abfolument in- explicable.

Tandis que la graine déja mûre tient encore à sa plante, il peut se faire qu'elle continue à en tirer des sucs, qui alors devenus inutiles pour l'accroissement & la nourriture de la graine, sont employés à faire lever le germe qu'elle contient, comme il arrive aux blés, aux seigles, aux avoines & autres graines, lorsque couchés par l'orage sur la terre, ils en expriment des sucs, ou qu'ils sont pénétrés, imbibés par des pluies qui les font rester trop long-tems sur pré. Le laboureur à son grand regret les voit a-

lors germer insensiblement.
Pourquoi la nature ne pour-
roit-elle pas produire le même effet d'une façon insensi-
ble ? Les plantes sont des fémelles d'une espéce singuliere, continuellement attachées
à la terre, qui leur sert de
mâle. Il n'en est pas de même
à l'égard des animaux, ainsi
cet exemple si souvent rebattu
par les Infinitovistes, ne prouve rien, même en faveur des
Unovistes.

Quand ils disent que l'esprit
séminal du mâle va porter le
mouvement & la vie, animal à
déja tout formé, conçoivent-

ils bien diſtinctement ce qu'ils diſent ? Cela eſt aſſés difficile à croire , comme nous verrons bien-tôt ; mais une difficulté à laquelle il leur eſt impoſſible de répondre , c'eſt la reſſemblance des animaux avec ceux qui les ont engendrés ; d'un mulâtre avec ſon pere noir & ſa mere blanche, ou ſon pere blanc & ſa mere noire ; du mulet avec ſon perel'âne & ſa mere la jument, ou ſa mere l'aneſſe & ſon pere le Cheval & le Taureau. Et auſſi de tous les autres animaux nés de deux individus d'eſpèces différentes.

Dionis répond plaiſamment

à cette objection, insoluble dans toute autre hypothese que celle du mélange des semences, pour se débarasser d'un exemple qu'on lui impose, il en apporte un autre précisément du même genre. Lui cite t'on la génération d'une mule? Il y riposte par celle d'un poulet sorti d'une poule ordinaire & d'un Coq faisan. Ce Poulet participe & du faisan & de la Poule; cependant, si on l'en croit, il est certain que cette derniere fournit tout ce qui est nécessaire pour la production du Poulet. Ceux qui font curieux de sçavoir comment donc il

tient du faisan, n'ont qu'à lire
ce qui suit » quand une Euro-
» péene mariée à un Négre
» fait des enfants qui sont en-
» tre le blanc & le noir, &
» qui participent de la com-
» plexion du pere & de la me-
» re, c'est par un effort de l'i-
» magination de la femme
» dont les organes ébranlés
» d'une maniere singuliere
» par cette sorte de copula-
» tion monstrueuse, expri-
» ment des sucs séminaires
» capables de tels ou de tels
» arrangemens » cette explication n'est elle-pas fort clai-
re ? L'heureuse & commode
essource que l'imagination

des fémelles! on lui fait opérer aujourd'hui encore bien
des merveilles. Mais fi l'on
eut fait faire attention à Dionis que fi la couleur des enfans
d'une Européenne & d'un Négre eſt entre le blanc & le
noir, celle des enfans d'une
Négreffe & d'un Européen
eſt entre le noir & le blanc,
qu'eût il répondu ? Rien, je
crois. Il auroit pourtant pu
faire jouer l'imagination de la
Négreffe vis-à-vis d'un homme blanc, comme celle de la
femme blanche vis - à - vis
d'un Négre. mais il n'y pre-
noit pas garde de fi près.
Il lui arrivoit fouvent de faire

ce que le proverbe dit que faisoit quelquefois Homére. La
belle occaſion pour citer un
paſſage Latin ! l'Auteur de
Vénus Phyſique ne tiendroit
pas contre.

Si lesUnoviſtes veulent bien
prendre la peine de lire avec
attention les raiſons que je
viens d'apporter contre-eux ,
j'eſpere qu'ils ne balanceront
pas à abjurer leur erreur,pour
ſe faire ſéminoviſtes. Car ils
ne doivent pas trouver plus
de difficulté dans la production du fétus par le mélange
des ſémences, que dans la formation par celle de la fémelle

feule, dont il leur plaît de la compofer.

Je ne me flatte pas qu'il foit auffi aifé de convertir les infinitoviftes, quoique tous ceux que je viens de dire foit également contre-eux & qu'ils ne different des unoviftes que par une infinité ridicule. Comme ils ont pris leur parti fans y être engagés par aucunes raifons, je leur en apporterois en vain pour les faire ceffer d'y perfifter. On guérit de l'erreur & de l'ignorance, mais l'entêtement eft incurable.

Les Animoviftes font à peu près dans le même cas. Jaloux

de la belle invention de
Svvammerdam qui a imaginé
de faire contenir par Eve les
œufs de fa nombreufe poftérité emboités les uns dans les
autres , ils ont voulu lui ravir
ce privilége, pour en décorer
Adam,en lui faifant contenir
les animaux fpermatiques de
tous fes defcendans, incorpo-
rés les uns dans les autres. Il
faut bien que chacun ait fon
tour : & je fais bon gré à Lo-
yvenhoek d'avoir fait venir
celui des mâles ; mais fi j'a-
vois été à fa place, je ne m'en
ferois pas tenu là. Au défaut
du mérite de l'invention, j'aurois voulu enchérir fur l'ex-
travagance

travagance de mon antago-
niſte, la doubler, la tripler.
Les infinitoviſtes n'avoient
attribué qu'aux fémelles la fa-
culté de renfermer en elles
tous les individus de leurs ra-
ces; les Animoviſtes ſe ſont
contentés de la tranſporter
aux mâles: pour ne point faire
de jaloux, j'aurois libérale-
ment accordé aux deux ſexes
cette contenance infinie. L'un
auroit contenu les logemens
bâtis les uns danc les autres à
l'infini (les œufs) l'autre auroit
renfermé tous leurs petits hô-
les futurs, les Animaux ſpermatiques; & je n'en aurois

I. *Part.* Q

point fait à deux fois , je leur aurois tout de suite donné la vie dès le commencement du monde , avec le pouvoir de fauter, de caprioler & de faire la culbute les uns dans les autres à l'infini, pour les amufer les pauvres petits en attendant qu'ils devinffent grands, avec tout cela j'aurois encore défié les infinitoviftes & les animoviftes de trouver mon opinion plus ridicule que ne le font les leurs. La divifibilité de la matiere les rend toutes également poffibles: & plus elles font difficilesà comprendre, plus elles femblent admirables à certains yeux.

187

Une de mes envies feroit de
fçavoir quel emploi chés la
plûpart des animaux ovipares
chés les oifeaux , les Animoviftes donnent au ver fperma-
tique , quand il eft introduit
dans fon œuf. Il faut qu'ils le
faffent dormir comme une petite marmote , jufqu'à ce qu'il
vienne à être réveillé par la
chaleur de la fémelle qui cou-
ve l'œuf dans lequel il dort :
car il eft certain que pendant
tout cet intervalle , quelque
long qu'il foit , il ne donne
aucun figne de vie , ni d'accroiffement.

Et les infinitoviftes, auffi

bien que les unoviſtes, comment conçoivent ils que leur
petite ſtatue immobile, ina-
nimée & depuis ſi long-temps
enchaſſée dans ſa niche ſphé-
rique, eſt miſe en mouvement
& vivifiée par l'eſprit ſéminal
du mâle ? eſt-ce bien lui qui
anime ? Ou n'eſt il pas dans
le cas d'être animé, d'être
agité lui-même ? Et n'eſt-il
pas clair que cet eſprit mêlé
dans l'œuf avec la ſemence de
la fémelle, a beſoin du ſecours
de la chaleur pour fermenter
& produire au moyen de cette
fermentation le fétus ? Je ne
ſçais pas ſi l'eſprit de parti

m'aveugle aussi, & je n'en voudrois pas jurer, car il ne faut jurer de rien, mais cette réflexion me paroît tout à fait concluante en faveur de mon opinion : ou tout ou moins les infinitovistes & les unovistes s'expriment bien mal, en disant que la semence du mâle va porter le mouvement & la vie à la petite statue qu'ils supposent dans l'œuf. Après qu'il a été rendu fécond par cette liqueur, sans avoir été couvé, y découvre t'on plus d'apparence de vie, ou même de mouvement qu'on n'y en voyoit auparavant.

Ce qui me porte quelquefois à me défier de ce que je regarde comme l'évidence même, c'est l'exemple de tant de grands hommes, qui ont erré sur cette matiere & en particulier du R. P. Regnault, dont j'ai desja parlé » Il fau-» droit, *dit-il contre les Ani-» movistes* , que tel animal » devenu senfible eût acquis » presque tout à coup dans » son accroissement mille mil-» lions plus de volume & de » grandeur qu'il n'en avoit » d'abord. Je doute, *pour-fuit-il* , que l'on reconnoîtra » à ces traits la fageffe & la

» fimplicité de l'Auteur de la
»nature ». Ne peuton pas vifiblement rétorquer cet argu-
ment contre fon Auteur ? Ce
trait décoché contre les Animoviftes , par une main ac-
coutumée à frapper fon but,
n'eft il pas réfléchi en plein
contre les Infinitoviftes ? Et
celui qui l'a lancé croit il que
les petites ftatues chimériques
des uns , foient d'un volume
plus fenfible que les vers fpermatiques des autres? Ce Phi-
lofophe aimable eft , à l'in-
tention près , un *Machabée* ,
un *Samfon* , toujours vainqueur de fes adverfaires;mais

qui dans le sein de la victoire
même , rencontrant enfin sa
défaite, est enveloppé dans la
chute de ceux qu'il renverse &
enseveli sous ses trophées.

Chacun à sa marote: aparem-
ment celle des infinitovistes &
des unovistes est cette petite
statue qu'ils se plaisent à nicher
dans chaque œuf. Parmi ses
partisans les plus zelés , aucun
n'a, je crois, poussé sa passion
pour elle plus loin qu'un certain M. *Pierquin* , mort depuis peu Curé en Champa-
gne. Ce bon Pasteur qui
ne manque pourtant pas d'esprit ni d'érudition, admet des

germes

germes tout formés depuis la création, non-seulement dans les œufs de tous les animaux & les graines des plantes ; mais encore dans les pierres precieuses, les camayeux & les coquillages. Il prouve son sentiment & le soutient en vigoureux champion contre plusieurs adversaires, par des passages de Saint Augustin, d'ailleurs applicables à tous les sistêmes sur la génération. C'est-ce qui arrive à la plû_part des gens d'Eglise qui se mêlent de Philosophie : Ils démontrent jusqu'à l'existen-ce de Dieu par des passade l'Ecriture. Notre Prêtre Champenois ne peut digérer qu'on fasse réprésenter , par les simples loix du mouvement ces figures surprenantes qu'on obferve fur les Camayeux. Il veut à toutes forces qu'elles aient été deffinées dès le commencement du monde par Dieu même. Mais avec fa permiffion, comment l'entend M. Pierquin ? S'imagine-t'il que Dieu ait de fa propre main tracé ces images avec un crayon ? Et eft-il homme à prendre au pied de la lettre les paffages de l'Ecriture qui attribuent des membres à l'être fouverain ? Quand il auroit produit ces merveilles dès l'inftant qu'on le fuppofe , n'auroit ce pas été par la médiation de ces mêmes régles du mouvement dont l'Apôtre de Champagne fait fi peu de cas ? Ne fçait-il pas que c'eft l'auteur de la nature qui les a établies , qui les conferve, qui les fait éxécuter continuellement ? Que c'eft par elles que font produits tous les effcts corporels ? Et que les prodiges qu'elles ont pu opérer dès leur établiffement , elles peuvent les répéter aujourd'hui en tout temps ? L'un ne leur

R ij

eſt pas plus difficile que l'autre, & s'il l'étoit , apparemment ce ne ſeroit pas le dernier : à moins que les Infinitoviſtes ne trouvent plus facile de renfer- mer dans le chaton d'une ba- gue , que dans un volume *in- folio* tous les vers de la Hen- riade diſtinctement tracés. Si j'avois autant de goût pour la belle érudition , que l'Auteur de *Venus Phyſique*, je n'aurois pas manqué de citer à la place du Poëme de M. de Voltai- re, celui d'Homere ou tout au moins de Virgile.

Il eſt donc conſtant, quoi- qu'en diſe M. Pierquin , que

a en point qui ne cherche à accomplir le précepte d'Hora-ce, qui ordonne de joindre l'agréable à l'utile.

Je ne puis finir ce chapitre fans tenter l'explication d'un fait attefté tous les jours par quantité de maris. Ils affurent que leurs femmes font plus a-moureufes dans le commence-mens de leur groffeffe, que dans tout autre temps. n'en peut on pas trouver la raifon dans un paffage de Dionis, où je crois que ce bon anatomifte n'a eû garde de foupçonner qu'elle fût. » Les ligamens » ronds, dit-il page 298, fe

» gliſſant ſur l'os pubis, ſe di-
» viſent comme une patte d'oie
» en pluſieurs petites bran-
» ches , dont les unes s'in-
» ſerent auprès du Clitoris,
» quelques unes aux gran-
» deslévres de la vulve, & les
» autres aux cuiſſes. CC. Il n'y
a point d'anatomiſtes qui n'attribuent à ces connéxions des
ligamens ronds les inquiétu-
des , les laſſitudes, les douleurs
même que , ſur la fin de leur
groſſeſſe , les femmes ſentent
dans les cuiſſes , principalement quand elles ſe mettent à
genoux ; mais perſonne , au
moins que je ſache , ne s'eſt en-

core avisé d'attribuer à ces mêmes connéxions des ligamens ronds le nouveau penchant que les femmes ont pour l'amour dans les premiers mois de leur grossesse. Cependant il me semble qu'il n'y a point de moyen plus naturel de les expliquer. L'orsque le fétus vient à croître & la matrice à s'enfler, les ligamens ronds doivent se tendre, se roidir, tirer un peu à eux les organes du plaisir aux quels les extrémités sont attachées ; & par de petites secousses agréables & nouvelles faire naître des désirs amoureux. Quand la

groffeſſe eſt avancée à un certain point, ces deſirs ceſſent
peut être par ce que les ébranlemens qui les cauſoient ne
ſont plus nouveaux, on s'ac-
coutume enfin à tout: peut être
auſſi par ce que d'autres eſſets
de la groffeſſe plus conſidéra-
bles, quoique dans un genre
moins gracieux, empêchent
de faire attention à ces impreſ-
ſions legeres. Mais, dira-t-on,
pourquoi ne déviennent elles
pas douloureuſes en ces parties, auſſi bien qu'aux cuiſſes ?
Eh ! qui a dit qu'elles ne le
ſont pas ? pour moi je crois
très fort qu'elles le ſont ; &

autre chofe que la Providen-
ce. Il faut que ce M. Pierquin qui paroît avoir pris
tant de plaifir à examiner les
curiofités de la nature, ne fe
foit jamais amufé à contem-
pler fur le foir d'un beau jour
d'été cette agréable foule de
nuages divers qui repréfen-
tent des hommes, des mon-
tagnes, des forêts, des pay-
fages charmans, des avenues
d'orangers exactement para-
lelles, des parterres deffinés
avec la derniere fymétrie, &
non moins admirables que les
images tracées fur les plus rares camayeux : indubitable-

ment M. Pierquin auroit fait
fortir ces nuages de germes
formés depuis six ou sept mille ans dans des vapeurs & des
exhalaisons que le tems a dé-
veloppées à leur tour. Sérieu-
sement plus je refléchis sur l'o-
pinion des Infinitovistes,
moins je les trouve excusa-
bles. Ces graves personnages
avec leurs petites statues res-
semblent aux enfans qui s'a-
musent avec leurs poupées.

FIN de la I. Partie.